药学专业知识（二）

临考冲刺模拟试卷（一）

一、**A型题**（最佳选择题。共40题，每题1分。每题的备选答案中只有一个最佳答案）

1. 在痛风急性期，应禁用的抗痛风药是（　　）
   A. 秋水仙碱
   B. 别嘌呤
   C. 布洛芬
   D. 舒林酸
   E. 泼尼松

2. 可抑制γ-氨基丁酸（GABA）降解或促进其合成的抗癫痫药是（　　）
   A. 卡马西平　　　　　　　　B. 苯妥英钠
   C. 地西泮　　　　　　　　　D. 苯巴比妥
   E. 丙戊酸钠

3. 酰胺醇类抗菌药物包括氯霉素及甲砜霉素，其中甲砜霉素临床应用于（　　）
   A. 伤寒和副伤寒　　　　　　B. 严重沙门菌属感染合并败血症
   C. 敏感菌所致的尿路感染　　D. 脑脓肿
   E. 立克次体感染

4. 西咪替丁的禁忌证是（　　）
   A. 急性胰腺炎　　　　　　　B. 胃食管反流病
   C. 卓-艾综合征　　　　　　 D. 应激性溃疡
   E. 上消化道出血

5. 青霉素类抗菌药物的主要药品有青霉素、氨苄西林、阿莫西林、哌拉西林等，其中青霉素可以作为（　　）的首选药。
   A. 流行性脑脊髓膜炎　　　　B. 放线菌病
   C. 莱姆病　　　　　　　　　D. 奋森咽峡炎
   E. 白喉

6. 老年人对苯二氮䓬类药较为敏感，用药后可致平衡功能失调，觉醒后可发生步履蹒跚、思维迟缓等症状，在临床上被称为（　　）
   A. 震颤麻痹综合征　　　　　B. 老年期痴呆
   C. "宿醉"现象　　　　　　　D. 戒断综合征
   E. 锥体外系反应

7. 临床上治疗蛔虫病的药物有多种，但不包含（ ）
   A. 哌嗪 B. 噻嘧啶
   C. 阿苯达唑 D. 甲苯咪唑
   E. 吡喹酮

8. 下列药品中，属于酰胺类的脑功能改善及抗记忆障碍药物是（ ）
   A. 吡拉西坦 B. 胞磷胆碱
   C. 利斯的明 D. 多奈哌齐
   E. 石杉碱甲

9. 李女士来到药房咨询，主诉最近服用下列某种药品后体重有所增加，药师确认可能增加体重的药品是（ ）
   A. 辛伐他汀 B. 二甲双胍
   C. 米氮平 D. 硝酸甘油
   E. 阿司匹林

10. 用于低分子肝素过量时解救的药品是（ ）
    A. 氨甲环酸 B. 酚磺乙胺
    C. 维生素 K_1 D. 鱼精蛋白
    E. 血凝酶

11. 体重为60kg的糖尿病患者，其在临床上胰岛素抵抗的诊断指标为：1日的注射量超过（ ）
    A. 80U B. 90U
    C. 100U D. 110U
    E. 120U

12. 某些慢性疾病使用泼尼松长期治疗，为减少外源性激素对下丘脑－垂体－肾上腺皮质轴的抑制，推荐的给药时间是（ ）
    A. 上午8时左右 B. 中午12时左右
    C. 下午4时左右 D. 晚餐前
    E. 睡前

13. 下列雌激素中，可用作复方口服避孕药成分之一的是（ ）
    A. 炔诺酮 B. 炔雌醇
    C. 雌二醇 D. 尼尔雌醇
    E. 己烯雌酚

14. 治疗上消化道出血的药物是（ ）
    A. 麻黄碱 B. 多巴胺
    C. 多巴酚丁胺 D. 肾上腺素
    E. 西咪替丁

15. 下列强心苷类药物中，主要经肝脏代谢的是（ ）
    A. 地高辛 B. 毒毛花苷K
    C. 毛花苷丙 D. 洋地黄毒苷

E. 去乙酰毛花苷
16. H₂受体阻断药临床主要用于( )
   A. 止吐
   B. 镇静
   C. 抗过敏
   D. 治疗晕动病
   E. 治疗胃及十二指肠溃疡
17. 以下不属于塞替派慎用或减量使用情况的是( )
   A. 骨髓功能抑制者
   B. 肝功能损害者
   C. 肾功能损害者
   D. 肿瘤细胞浸润骨髓患者
   E. 以前曾接受过化疗或放射治疗者
18. 地高辛的转运蛋白是( )
   A. 多药耐药相关蛋白（MRP）
   B. 肺耐药相关蛋白（LRP）
   C. 乳腺癌耐药蛋白（BCRP）
   D. p糖蛋白（P-gp）
   E. 寡肽转运蛋白（PEPT）
19. 以下不属于避孕药典型不良反应的是( )
   A. 类早孕样反应
   B. 肾功能损害
   C. 胃肠道反应
   D. 子宫不规则出血
   E. 妊娠斑
20. 不属于口服避孕药所致不良反应的是( )
   A. 突破性出血
   B. 低钙血症
   C. 增加血栓栓塞性疾病风险
   D. 月经失调
   E. 体重增加
21. 以下NSAIDS药物中，潜在的心血管风险最大的是( )
   A. 塞来昔布
   B. 布洛芬
   C. 美洛昔康
   D. 罗非昔布
   E. 双氯芬酸
22. 以下属于水杨酸类代表药的是( )
   A. 阿司匹林
   B. 乙酰氨基酚
   C. 吲哚美辛
   D. 双氯芬酸
   E. 布洛芬
23. 以下麻醉性镇痛药中，阿片生物碱的代表药为( )
   A. 双氢可待因
   B. 丁丙诺啡
   C. 氢吗啡酮
   D. 羟吗啡酮
   E. 可待因
24. 以下选项中，不属于沙美特罗适应证的是( )
   A. 夜间哮喘的预防和维持治疗
   B. 肺气肿伴气道痉挛的治疗
   C. 缓解支气管痉挛的急性症状
   D. 慢性支气管炎伴气道痉挛的治疗
   E. 运动性哮喘的预防和维持治疗
25. 不作为高血压治疗的首选药，临床适用于伴前列腺增生症的高血压患者或与其他药

物联合用于顽固性高血压治疗的药物是(　　)
  A. 特拉唑嗪　　　　　　　　B. 肾素抑制剂
  C. 可乐定　　　　　　　　　D. 甲基多巴
  E. 利血平

26. 以下患者中可以使用血管紧张素转换酶抑制剂（ACEI）的是(　　)
  A. 妊娠期妇女　　　　　　　B. 高钾血症患者
  C. 双侧肾动脉狭窄患者　　　D. 高血压患者和心力衰竭患者
  E. 有血管神经性水肿史者

27. 服用后可能导致口味中有氨味，舌苔、大便呈黑色的药物是(　　)
  A. 奥美拉唑　　　　　　　　B. 硫糖铝
  C. 枸橼酸铋钾　　　　　　　D. 西咪替丁
  E. 泮托拉唑

28. 抗高血压药对预防脑卒中的强度依次为(　　)
  A. 钙通道阻滞剂（CCB）＞利尿剂＞ACEI＞ARB＞β受体阻断剂
  B. 钙通道阻滞剂（CCB）＞ACEI＞利尿剂＞β受体阻断剂＞ARB
  C. ACEI＞钙通道阻滞剂（CCB）＞β受体阻断剂＞利尿剂＞ARB
  D. ACEI＞钙通道阻滞剂（CCB）＞ARB＞利尿剂＞β受体阻断剂
  E. ACEI＞ARB＞钙通道阻滞剂（CCB）＞β受体阻断剂＞利尿剂

29. 下列药物中，属于非二氢吡啶类钙通道阻滞剂药物的是(　　)
  A. 硝苯地平　　　　　　　　B. 尼莫地平
  C. 维拉帕米　　　　　　　　D. 氨氯地平
  E. 左氨氯地平

30. 下列选项中，主要用于控制疟疾复发和传播的药物是(　　)
  A. 青蒿素　　　　　　　　　B. 氯喹
  C. 伯氨喹　　　　　　　　　D. 奎宁
  E. 乙胺嘧啶

31. 可使血小板内环磷腺苷（cAMP）浓度增高而产生抗血小板作用的药品是(　　)
  A. 阿司匹林　　　　　　　　B. 氯吡格雷
  C. 双嘧达莫　　　　　　　　D. 替罗非班
  E. 噻氯匹定

32. 患者来药店购买双歧杆菌三联活菌制剂，药师应该交待的使用注意事项错误的是(　　)
  A. 置于冰箱中冷藏保存　　　B. 与抗酸剂分开服用
  C. 宜用热水送服　　　　　　D. 不宜与抗菌药物同时服用
  E. 可混于温牛奶中服用

33. 控制疟疾症状的首选药是(　　)
  A. 伯氨喹　　　　　　　　　B. 乙胺嘧啶
  C. 奎宁　　　　　　　　　　D. 氯喹

E. 青蒿素

34. 用于肿瘤化疗引起的中性粒细胞减少症的药物是(　　)
    A. 糖皮质激素　　　　　　B. 沙格司亭
    C. 非格司亭　　　　　　　D. 利可君
    E. 小檗胺

35. 应用高剂量的 $β_2$ 受体激动剂可导致的严重典型不良反应是(　　)
    A. 低镁血症　　　　　　　B. 低钙血症
    C. 低钾血症　　　　　　　D. 高钙血症
    E. 高钾血症

36. 利尿作用最强，特别当急、慢性肾衰竭（肌酐清除率<30mL/min）时，可作为首选治疗的利尿剂为(　　)
    A. 袢利尿剂　　　　　　　B. 噻嗪类利尿剂
    C. 留钾利尿剂　　　　　　D. 碳酸酐酶抑制剂
    E. 磷酸二酯酶抑制剂

37. 目前常用抑制尿酸合成的药物是(　　)
    A. 别嘌醇　　　　　　　　B. 非索布坦
    C. 秋水仙碱　　　　　　　D. 丙磺舒
    E. 苯溴马隆

38. 骨髓增生低下及肝肾功能中重度不全者禁用(　　)
    A. 非索布坦　　　　　　　B. 秋水仙碱
    C. 丙磺舒　　　　　　　　D. 别嘌醇
    E. 苯溴马隆

39. 下列选项中，除抑制延髓咳嗽中枢外，还可阻断肺-胸膜的牵张感受器产生的肺迷走神经反射，并具有罂粟样平滑肌解痉作用的药物是(　　)
    A. 喷托维林　　　　　　　B. 苯丙哌林
    C. 可待因　　　　　　　　D. 右美沙芬
    E. 福尔可定

40. 下列药物中，属于外周性镇咳药的是(　　)
    A. 可待因　　　　　　　　B. 福尔可定
    C. 喷托维林　　　　　　　D. 右美沙芬
    E. 苯丙哌林

二、B型题（配伍选择题。共60题，每题1分。备选答案在前，试题在后。每组若干题。每组题均对应同一组备选答案。每题只有一个正确答案。每个备选答案可重复选用，也可不选用）

　　A. 布美他尼　　　　　　　B. 呋塞米
　　C. 依他尼酸　　　　　　　D. 托拉塞米
　　E. 阿佐塞米

41. 袢利尿剂中，静脉给药维持时间最长的是( )
42. 袢利尿剂中，口服生物利用度较差的是( )
43. 袢利尿剂中，结构中不含有磺酸胺基，可以用于磺胺过敏者的是( )

    A. 头孢氨苄　　　　　　　　B. 头孢哌酮
    C. 头孢吡肟　　　　　　　　D. 头孢拉定
    E. 头孢呋辛

44. 属于第二代头孢菌素的药物是( )
45. 属于第三代头孢菌素的药物是( )
46. 属于第四代头孢菌素的药物是( )

    A. 磺达肝葵钠　　　　　　　B. 水蛭素
    C. 依诺肝素　　　　　　　　D. 阿哌沙班
    E. 双香豆素

47. 拮抗维生素K，抑制维生素K在肝细胞合成凝血因子Ⅱ、Ⅶ、Ⅸ、Ⅹ，发挥抗凝血作用的抗凝血药是( )
48. 对凝血的各环节均有作用，体内外均有抗凝作用，可防止急性血栓形成而成为对抗血栓的首选抗凝血药是( )
49. 主要抑制凝血Ⅱa和Ⅹa因子的抗凝血药是( )
50. 不干扰血小板因子Ⅳ和血小板，致血小板减少症风险低，血浆半衰期21小时，极少引起出血的抗凝血药是( )
51. 可直接地抑制凝血因子Ⅹa，并与抗凝血酶Ⅱ结合，形成构象改变，使凝血酶抗Ⅹa因子活性增强270倍，阻碍凝血酶（凝血因子Ⅱa）产生的抗凝血药是( )

    A. 唑吡坦　　　　　　　　　B. 艾司佐匹克隆
    C. 异戊巴比妥　　　　　　　D. 地西泮
    E. 苯巴比妥

52. 属于苯二氮䓬类镇静催眠药，血浆蛋白结合率较高，在体内主要经肾脏排泄的药物是( )
53. 仅具有镇静催眠作用，而无抗焦虑、肌肉松弛和抗惊厥等作用的药物是( )
54. 属于巴比妥类药物，口服后容易从胃肠道吸收，药物进入脑组织后出现中枢抑制作用慢的药物是( )
55. 属于巴比妥类药物，口服后容易从胃肠道吸收，药物进入脑组织后出现中枢抑制作用快的药物是( )

    A. 留钾利尿剂　　　　　　　B. β受体阻断剂
    C. 噻嗪类利尿剂　　　　　　D. 人促红素
    E. 二氢吡啶类CCB

56. 血管紧张素转换酶抑制剂（ACEI）应避免与（　）联合应用
57. ACEI与（　）联合应用时，可能影响后者的促红细胞生成作用。
58. ACEI与（　）联用，除可增强降压效果外，还可减少后者引起的高肾素血症以及对血尿酸及血糖的不良影响。
59. ACEI与（　）联用治疗高血压，可加强降压作用并增加抗动脉粥样硬化和靶器官保护作用。
60. 治疗慢性心力衰竭，ACEI和（　）联合有协同作用。

  A. 青霉素   B. 氯霉素
  C. 四环素   D. 多西环素
  E. 诺氟沙星

61. 可能发生不可逆性骨髓功能抑制，应避免重复疗程使用的药物是（　）
62. 在妊娠期，尤其是妊娠末期或分娩期不宜应用，易发生"灰婴综合征"的药物是（　）
63. 可沉积在牙齿和骨的钙质区内，引起胎儿牙齿变色的药物是（　）
64. 应用本品时可能发生耐药菌的过度繁殖的药物是（　）

  A. 甲氧氯普胺   B. 多潘立酮
  C. 莫沙必利   D. 昂丹司琼
  E. 阿瑞吡坦

65. 属于中枢和外周多巴胺 D_2 受体阻断剂，具有镇吐、刺激泌乳素释放的促胃肠动力药是（　）
66. 属于外周多巴胺受体阻断剂，直接阻断胃肠道多巴胺 D_2 受体的促胃肠动力药是（　）
67. 属于选择性5-HT_4受体激动剂，促进乙酰胆碱释放的促胃肠动药是（　）

  A. 甲氧氯普胺   B. 维生素B_6
  C. 托烷司琼   D. 阿瑞吡坦
  E. 西咪替丁

68. 属于神经激肽-1受体阻断剂的止吐药是（　）
69. 属于多巴胺受体阻断剂的止吐药是（　）
70. 属于5-HT_3受体阻断剂的止吐药是（　）

  A. 丁丙诺啡   B. 芬太尼
  C. 美沙酮   D. 喷他佐辛
  E. 左啡诺

71. 合成阿片类镇痛药中，属于苯哌啶类的药物是（　）
72. 合成阿片类镇痛药中，属于二苯甲烷类的药物是（　）
73. 合成阿片类镇痛药中，属于吗啡烷类的药物是（　）

74. 合成阿片类镇痛药中,属于苯并吗啡烷类的药物是( )

A. 抑制胃壁细胞 H^+ 泵
B. 阻断 H_2 受体
C. 阻断 CTZ 的 D_2 受体
D. 抗幽门螺旋杆菌
E. 选择性阻断外周多巴胺受体

75. 甲氧氯普胺治疗呕吐和促胃肠运动的机制是( )
76. 奥美拉唑治疗消化性溃疡病的机制是( )
77. 多潘立酮治疗呕吐和促胃肠运动的机制是( )
78. 西咪替丁治疗消化性溃疡病的机制是( )

A. 甲硝唑
B. 伯氨喹
C. 奎宁
D. 氯喹
E. 磺胺嘧啶

79. 临床作为控制复发和阻止疟疾传播的首选药物是( )
80. 临床主要用于脑型恶性疟的药物是( )
81. 治疗贾第鞭毛虫病最有效的药物是( )
82. 抗阿米巴原虫药的药物是( )
83. 传统的抗弓形虫的药物是( )

A. 甘油
B. 聚乙二醇4000
C. 乳果糖
D. 比沙可啶
E. 硫酸镁

84. 属于容积性泻药的是( )
85. 属于渗透性泻药的是( )
86. 属于刺激性泻药的是( )

A. 尿激酶
B. 叶酸
C. 链激酶
D. 重组人促红素
E. 阿替普酶

87. β-溶血性链球菌产生的一种蛋白质,现已有基因重组产品的是( )
88. 对脑 CT 无明显低密度改变、意识清楚的急性缺血性脑卒中者,在发病 6 小时内,采用( )静脉溶栓较安全、有效。
89. 被还原后参与嘌呤和嘧啶形成的是( )
90. 基因重组产品,与天然内源性红细胞生成素作用相似的是( )

A. 硝酸甘油
B. 维拉帕米

C. 普萘洛尔 D. 地尔硫䓬
E. 硝苯地平

91. 舌下含服吸收迅速完全，血液透析清除率低的药物是（　　）
92. 治疗心绞痛急性发作的首选药物是（　　）
93. 属于一代二氢吡啶类药，可以用于治疗变异型心绞痛和冠状动脉痉挛为主心绞痛的药物是（　　）

A. 第一代头孢菌素 B. 第二代头孢菌素
C. 第三代头孢菌素 D. 第四代头孢菌素
E. 第五代头孢菌素

94. 对肾脏有一定的毒性，与氨基糖苷类抗菌药物或强利尿剂合用毒性增加的是（　　）
95. 适用于严重革兰阴性及敏感阳性菌的感染、病原未明感染的经验性治疗及院内感染的是（　　）
96. 无肾脏毒性，用于对第三代头孢菌素耐药的革兰阴性杆菌引起的重症感染的是（　　）

A. 毛果芸香碱 B. 甘露醇
C. 乙酰唑胺 D. 噻吗洛尔
E. 地匹福林

97. 属于β受体阻断剂的降低眼压药是（　　）
98. 属于肾上腺素受体激动剂的降低眼压药是（　　）

A. 沙美特罗 B. 沙丁胺醇
C. 多索茶碱 D. 布地奈德
E. 噻托溴铵

99. 属于长效β_2受体激动剂的平喘药是（　　）
100. 属于长效M胆碱受体阻断剂的平喘药是（　　）

三、C型题（综合分析选择题。3道大题共10小题，每题1分。每题的备选答案中只有一个最佳答案）

患者，女，55岁，"踝关节疼痛"达半月余。入院后查体：大致正常。辅助检查：尿蛋白（+），血肌酐156μmol/L，血尿酸650μmol/L，其余无明显异常。医院诊断为高尿酸血症、慢性肾脏病。治疗用药为：别嘌醇片100mg，口服，3次/日；碳酸氢钠片0.5g，口服，3次/日；肾炎康复片1片，吸入，2次/日。

101. 该患者应使用（　　）缓解痛风急性发作。
A. 秋水仙碱 B. 丙磺舒
C. 水杨酸钠 D. 别嘌醇

E. 阿司匹林

102. 患者服用碳酸氢钠片的作用是（　　）
    A. 促进尿酸分解、排泄　　　　　B. 中和胃酸，利于药物吸收
    C. 预防痛风结石形成　　　　　　D. 碱化尿液，防止尿酸沉积
    E. 碱化尿液，保持尿道通畅，防止形成肾结石

103. 以下选项中，关于别嘌醇的应用，叙述不正确的是（　　）
    A. 在急性期应用无直接疗效　　　B. 抗白细胞趋化、抗炎或镇痛作用
    C. 防止尿酸形成结晶沉积　　　　D. 引起痛风性关节炎急性发作
    E. 使组织中尿酸结晶减少和血尿酸水平下降速度过快

104. 别嘌醇用于治疗痛风时的用药时机为（　　）
    A. 痛风发作急性期
    B. 急性发作终止至少2周后
    C. 痛风急性炎症症状还未完全消失时
    D. 关节炎症完全消失4周以上
    E. 与痛风发作无关，痛风急性发作期和缓解期均可使用

患者，女，55岁，临床诊断为2型糖尿病。目前药物治疗方案如下：

药物	给药途径	用量	用法
二甲双胍片	Po	500mg	Bid
阿卡波糖片	Po	50mg	Tid

105. 关于本病例患者服用二甲双胍注意事项的说法，错误的是（　　）
    A. 可能出现的不良反应有腹痛、腹泻、腹胀
    B. 服药期间不要饮酒，以免引起低血糖
    C. 若出现低血糖反应，应立即饮用蔗糖水
    D. 服药过程中适当补充维生素 B_{12}
    E. 若使用碘造影剂进行增强 CT 检查，需提前停用二甲双胍

106. 阿卡波糖最适宜的服用时间是（　　）
    A. 餐前半小时　　　　　　　　　B. 餐时
    C. 餐后半小时　　　　　　　　　D. 餐后1小时
    E. 餐后2小时

107. 该患者联合用药过程中，除监测血糖之外，还应重点监测的安全性指标是（　　）
    A. 血压　　　　　　　　　　　　B. 血脂
    C. 心功能　　　　　　　　　　　D. 肺功能
    E. 肾功能

患者，女性，56岁，间断性感到上腹部饱胀、恶心达1年。患者在1年前曾无明显诱因地出现恶心、上腹饱胀感，后自行服用胃药（具体不详）治疗后症状好转。在2个

月前患者上述症状再次发作。查体：上腹部无反跳痛，有轻微压痛。胃镜、腹部 B 超检查未见明显异常。诊断为功能性消化不良。治疗用药：枸橼酸莫沙必利片，5mg，口服，3 次/日。

108. 莫沙必利的作用机制是（　　）
    A. 外周多巴胺 D_2 受体阻断剂　　B. 外周多巴胺 D_2 受体激动剂
    C. 选择性 5-HT_4 受体阻断剂　　D. 中枢性和外周性多巴胺 D_2 受体阻断剂
    E. 选择性 5-HT_4 受体激动剂

109. 下列选项中，关于莫沙必利的作用特点，叙述不正确的是（　　）
    A. 不会导致 Q-T 间期延长及室性心律失常
    B. 不会导致催乳素增多
    C. 不会导致锥体外系反应
    D. 对结肠运动无影响
    E. 不会促进乙酰胆碱的释放

110. 下列不属于促胃肠动力药的是（　　）
    A. 甲氧氯普胺　　B. 多潘立酮
    C. 莫沙必利　　D. 伊托必利
    E. 胰酶

四、X 型题（多项选择题。共 10 题，每题 1 分。每题的备选答案中有 2 个或 2 个以上正确答案，少选或多选均不得分）

111. 缓解非格司亭所致骨痛，可选择的药品有（　　）
    A. 碳酸钙　　B. 布洛芬
    C. 腺嘌呤　　D. 对乙酰氨基酚
    E. 葡萄糖酸钙

112. 下列药物联合应用合理的有（　　）
    A. 青霉素和大环内酯类　　B. 青霉素和氯霉素
    C. 替卡西林和庆大霉素　　D. 青霉素和四环素
    E. 哌拉西林和氨基糖苷类抗生素

113. 大环内酯类抗菌药物的共同特点为（　　）
    A. 低浓度时为抑菌剂
    B. 易通过血脑屏障
    C. 高浓度时为杀菌剂
    D. 第二、三代大环内酯类对酸的稳定性较高，口服吸收好，生物利用度高
    E. 大部分以原形从尿中排泄，无肝肠循环

114. 所有 β 受体阻断剂在（　　）上作用相同。
    A. 治疗抗心律失常
    B. 治疗心肌缺血
    C. 药物之间在 β 受体选择性

D. 药物之间在内在的拟交感活性
E. 药物之间在血管扩张作用以及膜稳定性

115. 下列选项中哪些药物与红霉素合用产生药理性拮抗作用（   ）
A. 林可霉素 B. 氯霉素
C. 链霉素   D. 四环素
E. 万古霉素

116. 可能引起体位性低血压的药物有（   ）
A. 甲基多巴
B. 硝普钠
C. 麻黄碱
D. 布洛芬
E. 哌唑嗪

117. 缓解轻、中度急性哮喘症状的首选药为（   ）
A. 福莫特罗 B. 沙美特罗
C. 丙卡特罗 D. 沙丁胺醇
E. 特布他林

118. 氯喹能杀灭红细胞内期的（   ）
A. 间日疟原虫 B. 蛋形疟原虫
C. 三日疟原虫 D. 卵形疟原虫
E. 恶性疟原虫

119. 属于抗血小板药品有（   ）
A. 氯吡格雷 B. 双嘧达莫
C. 替罗非班 D. 华法林
E. 阿司匹林

120. 氨基糖苷类抗菌药物对（   ）的抗菌作用较差。
A. 淋病奈瑟菌 B. 脑膜炎奈瑟菌
C. 产气荚膜梭菌 D. 金黄色葡萄球菌
E. 结核分枝杆菌

模拟试卷（一）参考答案及解析

一、A型题

1. 【试题答案】 B

【试题解析】别嘌醇本身无抗白细胞趋化、抗炎或镇痛作用，在急性期应用无直接疗效，且使组织中尿酸结晶减少和血尿酸水平下降速度过快，促使关节痛风石表面溶解，形成不溶性结晶而加重炎症，引起痛风性关节炎急性发作。因此，本题的正确答案为B。

2. 【试题答案】 E

【试题解析】本题考查要点是"抗癫痫药的药理作用与临床评价"。目前对癫痫的治疗以药物控制发作为主,按其化学结构可分为巴比妥类、苯二氮䓬类、乙内酰脲类、二苯并氮䓬类、γ-氨基丁酸(GABA)类似物和脂肪酸类。脂肪酸类的抗癫痫机制尚未完全阐明,可能为抑制 GABA 的降解或促进其合成,从而增加脑内 GABA 浓度,促使 Cl^- 内流,使胞膜的超极化稳定,达到抗癫痫作用。代表药丙戊酸钠。因此,本题的正确答案为 E。

3.【试题答案】　　C

【试题解析】本题考查要点是"氯霉素、甲砜霉素的适应证"。氯霉素的适应证:①伤寒和副伤寒。②严重沙门菌属感染合并败血症。③耐氨苄西林的 B 型流感嗜血杆菌脑膜炎或对青霉素过敏患者的肺炎链球菌、脑膜炎奈瑟菌脑膜炎,敏感的革兰阴性杆菌脑膜炎。④需氧菌和厌氧菌混合感染的脑脓肿(尤其耳源性)。⑤严重厌氧菌(如脆弱拟杆菌)所致感染,累及中枢神经系统者,与氨基糖苷类抗生素合用治疗腹腔感染和盆腔感染,以控制同时存在的需氧和厌氧菌感染。⑥无其他低毒性抗菌药可替代的敏感细菌(如由流感嗜血杆菌、沙门菌属及其他革兰阴性杆菌)所致的败血症及肺部感染,常与氨基糖苷类合用。⑦立克次体感染:Q 热、落基山斑点热、地方性斑疹伤寒等。甲砜霉素的适应证:用于敏感菌如流感嗜血杆菌、大肠埃希菌、沙门菌属所致的呼吸道、尿路、肠道等感染。因此,本题的正确答案为 C。

4.【试题答案】　　A

【试题解析】急性胰腺炎者禁用西咪替丁。因此,本题的正确答案为 A。

5.【试题答案】　　E

【试题解析】本题考查要点是"青霉素的适应证"。青霉素为以下感染的首选药:①溶血性链球菌感染,如咽炎、扁桃体炎、猩红热、丹毒、蜂窝织炎和产褥热等;②肺炎链球菌感染如肺炎、中耳炎、脑膜炎和菌血症等;③不产青霉素酶葡萄球菌感染;④炭疽;⑤破伤风、气性坏疽等梭状芽孢杆菌感染;⑥梅毒(包括先天性梅毒);⑦钩端螺旋体病;⑧回归热;⑨白喉;⑩青霉素与氨基糖苷类药物联合用于治疗草绿色链球菌心内膜炎。青霉素亦可用于治疗:①流行性脑脊髓膜炎;②放线菌病;③淋病;④奋森咽峡炎;⑤莱姆病;⑥多杀巴斯德菌感染;⑦鼠咬热;⑧李斯特菌感染;⑨除脆弱拟杆菌以外的许多厌氧菌感染;⑩风湿性心脏病或者先天性心脏病患者进行口腔、胃肠道或泌尿生殖道手术和操作前,可用于预防感染性心内膜炎发生。因此,本题的正确答案为 E。

6.【试题答案】　　C

【试题解析】本题考查要点是"苯二氮䓬类的宿醉现象"。老年患者对苯二氮䓬类药物较敏感,静脉注射更易出现呼吸抑制、低血压、心动过缓甚至心跳停止。用药后可致人体的平衡功能失调,尤其是老年人对作用于中枢系统疾病的药物反应较为敏感,服用本类药后可产生过度镇静、肌肉松弛作用,觉醒后可发生震颤、颤抖、思维迟缓、运动障碍、认知功能障碍、步履蹒跚、肌无力等"宿醉"现象。故必须认真关注,告知患者晨起时宜小心,避免摔倒。因此,本题的正确答案为 C。

7.【试题答案】　　E

【试题解析】本题考查要点是"抗蛔虫药"。哌嗪对蛔虫和蛲虫均有较强的作用,它通过改变虫体肌细胞膜的离子通透性，使肌细胞超极化，减少自发电位发生，使蛔虫肌肉松弛，虫体不能在肠壁附着而随粪便排出体外。噻嘧啶对蛔虫、蛲虫和钩虫感染均有较好疗效，对鞭虫无效。阿苯达唑对蛔虫、蛲虫、钩虫、鞭虫、绦虫和粪类圆线虫感染均有驱虫作用，可作为蛲虫病首选药。甲苯咪唑是治疗蛔虫病、蛲虫病、钩虫病和鞭虫病的首选药。它可以选择性地使蠕虫的体被和脑细胞中的微管消失；直接抑制虫体对葡萄糖的摄取，减少糖原量，减少 ATP 生成，使其无法生长、繁殖，最终导致虫体死亡。吡喹酮用于血吸虫病、华支睾吸虫病、肺吸虫病、姜片虫病、绦虫及眼囊虫病的治疗。因此，本题的正确答案为 E。

8. 【试题答案】 A

【试题解析】本题考查要点是"脑功能改善及抗记忆障碍药"。脑功能改善及抗记忆障碍药包括：酰胺类中枢兴奋药、乙酰胆碱酯酶抑制剂和其他类。其中酰胺类中枢兴奋药可作用于大脑皮质，激活、保护和修复神经细胞，促进大脑对磷脂和氨基酸的利用，增加大脑蛋白合成，改善各种类型的脑缺氧和脑损伤，提高记忆和学习能力。同时本类药物可促进突触前膜对胆碱的再吸收，影响胆碱能神经元兴奋传递，促进乙酰胆碱合成。代表药有：吡拉西坦、茴拉西坦、奥拉西坦。因此，本题的正确答案为 A。

9. 【试题答案】 C

【试题解析】本题考查要点是"药品的不良反应"。米氮平的不良反应常见体重增加、困倦；严重不良反应有急性骨髓功能抑制；少见体位性低血压、震颤、肌痉挛、肝脏氨基转移酶 AST 及 ALT 升高、皮疹等。因此，本题的正确答案为 C。

10. 【试题答案】 D

【试题解析】本题考查要点是"促凝血药主要药品的适应证"。氨甲环酸用于防治急性、慢性、局限性或全身性原发性纤维蛋白溶解亢进所致的各种出血，故 A 错误。酚磺乙胺用于防治各种手术前后出血，也可用于血小板功能不良、血管脆性增加而引起的出血，亦可用于呕血、尿血等，故 B 错误。维生素 K_1 用于维生素 K_1 缺乏引起的出血，如梗阻性黄疸、胆瘘、慢性腹泻等所致的出血，香豆素类、水杨酸类等所致的低凝血酶原血症，新生儿出血及长期应用广谱抗生素所致的体内维生素 K_1 缺乏，故 C 错误。蛇毒血凝酶用于出血及出血性疾病；也可用于预防手术部位及手术后出血，故 E 错误。鱼精蛋白有效地对抗肝素、低分子肝素过量引起的出血。因此，本题的正确答案为 D。

11. 【试题答案】 E

【试题解析】本题考查要点是"胰岛素抵抗的诊断指标"。临床上胰岛素抵抗的诊断指标为糖尿病者 1 日的胰岛素需要量大于 2U/kg（如体重 50kg，则 1 日的注射量超过 100U）。所以，体重 60kg，则 1 日的注射量超过 120U 为其在临床上胰岛素抵抗的诊断指标。因此，本题的正确答案为 E。

12. 【试题答案】 A

【试题解析】本题考查要点是"肾上腺糖皮质激素的作用特点"。糖皮质激素一般剂量长期疗法：用于结缔组织病、肾病综合征、顽固性支气管哮喘、中心视网膜炎、各种恶性淋巴瘤、淋巴细胞性白血病等。一般开始用泼尼松10～20mg或等效的其他糖皮质激素，一日3次。产生疗效后，逐渐减至最小维持量，持续数月。对于已用糖皮质激素控制的某些慢性病，可改用隔日给药，即把48小时用量，在早晨8时一次服用，这样对下丘脑、垂体、肾上腺皮质抑制较轻，不良反应较少。因此，本题的正确答案为A。

13.【试题答案】　B

【试题解析】本题考查要点是"常用甾体避孕药制剂的成分和用法"。短效口服避孕药包括：①复方炔诺酮片，其成分为孕激素炔诺酮0.6mg、雌激素炔雌醇0.035mg；②复方甲地孕酮片，其成分为甲地孕酮1.0mg、雌激素炔雌醇0.035mg；③复方甲基炔诺酮甲片，其成分为炔诺孕酮0.3mg、雌激素炔雌醇0.03mg。因此，本题的正确答案为B。

14.【试题答案】　E

【试题解析】本题考查要点是"西咪替丁的适应证"。西咪替丁用于胃及十二指肠溃疡、吻合口溃疡、应激性溃疡、胃食管反流病、卓-艾综合征、上消化道出血。此外，口服去甲肾上腺素可用于上消化道出血的抢救。因此，本题的正确答案为E。

15.【试题答案】　D

【试题解析】本题考查要点是"主要由肝脏代谢的药物种类"。洋地黄毒苷的起效时间为1～4小时，达峰时间为8～14小时，半衰期为7天以上，本品主要经肝脏代谢，受肾功能影响小，可用于肾功能不全患者。体内消除缓慢，有蓄积性。5种强心苷类药物的药动学参数显示：地高辛通过肾，少量肝消除；洋地黄毒苷通过肝，少量肾消除；毛花苷丙通过肾消除；去乙酰毛花苷通过肾消除；毒毛花苷K通过肾消除。因此，本题的正确答案为D。

16.【试题答案】　E

【试题解析】本题考查要点是"H_2受体阻断剂的作用特点"。H_2受体阻断剂抑制由进食、胃泌素、高血糖或迷走神经兴奋等刺激引起的胃酸分泌，尤其能有效地抑制夜间基础胃酸分泌，降低胃酸和胃蛋白酶的活性。主要用于胃及十二指肠溃疡、功能性消化不良、胃食管反流病、消化性溃疡并发出血，防治乙醇、阿司匹林及其他各种因素引起的应激性溃疡等病症。因此，本题的正确答案为E。

17.【试题答案】　E

【试题解析】本题考查要点是"塞替派的注意事项"。塞替派在下列情况时需要慎用或减量使用：骨髓功能抑制者、肝功能损害、感染、肾功能损害、肿瘤细胞浸润骨髓、有泌尿系结石或痛风病史。不包括选项E。因此，本题的正确答案为E。

18.【试题答案】　D

【试题解析】本题考查要点是"地高辛的转运蛋白"。地高辛与胺碘酮合用血清地高辛浓度增加70%～100%。地高辛是P糖蛋白（P-gp）的底物，P-gp作为地高辛的转运蛋白，将地高辛转运到细胞外；地高辛的肾脏排泄也是由该蛋白介导。因此，本题的正确答案为D。

19.【试题答案】　B

【试题解析】本题考查要点是"避孕药的典型不良反应"。避孕药的典型不良反应有：

①类早孕样反应：服药初期少数妇女出现轻微的类早孕反应，一般坚持用药2~3个月可减轻或消失。②胃肠道反应：如出现恶心、呕吐等，这是避孕药中的雌激素刺激胃黏膜所引起，是一种暂时性现象。反应比较强烈者，需要适当服用控制此类反应的药物，如维生素B_6及山莨菪碱类。③月经失调：表现为经量减少或闭经，经量增多，经期延长。轻者无需治疗。④出血：用药最初几个周期中，可出现子宫不规则出血，可加服炔雌醇。1%~2%的服药妇女发生闭经，如连续两个月闭经，应予停药。⑤妊娠斑：这种色素沉着斑并非妊娠所特有，体内雌激素和孕激素水平增长率高时均可发生。对这种色素沉着斑，只要停用避孕药就会渐退。⑥体重增加：可能是雌激素引起水钠潴留，孕激素影响合成代谢（孕激素增高会促进蛋白质同化作用），故使部分妇女体重增加。⑦其他：表现为：a. 乳房胀痛（原因是雌激素对乳房的刺激）、头痛、头晕、乏力等，也属紧急避孕药的副作用。b. 白带增多：多由长效口服避孕药引起。此类药雌激素含量高，过多的雌激素影响宫颈内膜分泌细胞，使其分泌旺盛而引起白带增多。五个选项中，只有选项B不属于避孕药的典型不良反应。因此，本题的正确答案为B。

20.【试题答案】 B

【试题解析】本题考查要点是"避孕药的典型不良反应"。避孕药的典型不良反应：①类早孕样反应；②胃肠道反应；③月经失调；④突破性出血；⑤体重增加；⑥妊娠斑；⑦增加血栓栓塞性疾病风险。因此，本题的正确答案为B。

21.【试题答案】 E

【试题解析】本题考查要点是"NSAIDS潜在的心血管风险"。NSAIDS均具有潜在的心血管不良事件风险，风险依次增加的是塞来昔布、布洛芬、美洛昔康、罗非昔布、双氯芬酸、吲哚美辛、依托度酸、依托考昔。因此，本题的正确答案为E。

22.【试题答案】 A

【试题解析】本题考查要点是"非甾体抗炎药的代表药物"。非甾体抗炎药按其化学结构与作用机制可分为水杨酸类、乙酰苯胺类、吡唑酮类、芳基乙酸类、芳基丙酸类、1,2-苯并噻嗪类、选择性COX-2抑制剂等。水杨酸类的代表药为阿司匹林、贝诺酯。所以，选项A符合题意。选项B的"对乙酰氨基酚"属于乙酰苯胺类的代表药。选项C的"吲哚美辛"和选项D的"双氯芬酸"均属于芳基乙酸类的代表药。选项E的"布洛芬"属于芳基丙酸类的代表药。因此，本题的正确答案为A。

23.【试题答案】 E

【试题解析】本题考查要点是"麻醉性镇痛药的分类"。麻醉性镇痛药依来源可分为三类：

(1) 阿片生物碱：代表药吗啡、可待因和罂粟碱。

(2) 半合成吗啡样镇痛药：如双氢可待因、丁丙诺啡、氢吗啡酮和羟吗啡酮等。

(3) 合成阿片类镇痛药：依据化学结构不同可分为四类：①苯哌啶类，如芬太尼、舒芬太尼和阿芬太尼等；②二苯甲烷类，如美沙酮、右丙氧芬；③吗啡烷类，如左啡诺、布托啡诺；④苯并吗啡烷类，如喷他佐辛、非那佐辛。所以，选项E符合题意。选项A、B、C、D均属于半合成吗啡样镇痛药。因此，本题的正确答案为E。

24. 【试题答案】　C

【试题解析】本题考查要点是"沙美特罗的适应证"。沙美特罗不适用于缓解支气管痉挛的急性症状，适用于慢性支气管哮喘（夜间哮喘和运动性哮喘）的预防和维持治疗，特别适用于防治夜间哮喘发作，也用于慢性阻塞性肺疾病（包括肺气肿和慢性支气管炎）伴气道痉挛的治疗。因此，本题的正确答案为C。

25. 【试题答案】　A

【试题解析】本题考查要点是"抗高血压药物的应用"。α受体阻断剂特拉唑嗪不作为高血压治疗的首选药，临床适用于伴前列腺增生症的高血压患者或与其他药物联合用于顽固性高血压治疗。此外，还有其他抗高血压药，如肾素抑制剂、作用于交感神经系统的降压药（可乐定、甲基多巴和利血平）、血管平滑肌扩张药（硝普钠）以及钾通道开放剂等。在临床某些特定情况（高血压急症、危象以及妊娠期高血压疾病等）也会使用或与常用抗高血压药组成复方制剂应用。所以，选项A符合题意。因此，本题的正确答案为A。

26. 【试题答案】　D

【试题解析】本题考查要点是"血管紧张素转换酶抑制剂（ACEI）的禁忌证"。血管紧张素转换酶抑制剂（ACEI）是20世纪80年代发展起来的一类抗高血压药和抗心力衰竭药。所以ACEI适用于高血压患者和心力衰竭患者。所以，选项D符合题意。选项A、B、C、E均属于血管紧张素转换酶抑制剂（ACEI）的禁忌证。因此，本题的正确答案为D。

27. 【试题答案】　C

【试题解析】胃黏膜保护剂适用于治疗所有与消化道黏膜损伤有关的疾病，有的胃黏膜保护剂还同时兼有抗酸作用，如碱式碳酸铋；有的还具有杀灭幽门螺杆菌的作用，如枸橼酸铋钾、胶体果胶铋等。胃黏膜保护剂均可引起便秘。由于其铋剂的不溶性和局部作用的特点，服药期间口中可能带有氨味，并可使舌、大便变黑，牙齿短暂变色，停药后能自行消失。硫糖铝服后吸收较少，故不良反应较少，可能出现腹胀、腹泻等胃肠道反应。因此，本题的正确答案为C。

28. 【试题答案】　A

【试题解析】本题考查要点是"抗高血压药对预防脑卒中的强度"。抗高血压药对预防脑卒中的强度依次为CCB＞利尿剂＞ACEI＞ARB＞β受体阻断剂。因此，本题的正确答案为A。

29. 【试题答案】　C

【试题解析】本题考查要点是"钙通道阻滞剂的分类"。选择性的钙通道阻滞剂（CCB）可进一步分为二氢吡啶类CCB和非二氢吡啶类CCB（包括苯并硫氮䓬与苯烷基胺类）。其中属于二氢吡啶类CCB药物临床使用的最多常用的有硝苯地平、尼莫地平、氨氯地平、左氨氯地平、非洛地平、拉西地平、尼卡地平、非洛地平等；属非二氢吡啶类的药物是地尔硫䓬和维拉帕米。因此，本题的正确答案为C。

30. 【试题答案】 C

【试题解析】 本题考查要点是"抗疟药的作用特点"。根据疟原虫生活史和抗疟药的作用环节，可将抗疟药分为主要用于控制症状的药物如青蒿素及其衍生物、氯喹、奎宁；主要用于阻止复发和传播的药物如伯氨喹；主要用于病因性预防的药物如乙胺嘧啶。因此，本题的正确答案为C。

31. 【试题答案】 C

【试题解析】 本题考查要点是"磷酸二酯酶抑制剂的药理作用与临床评价"。磷酸二酯酶抑制剂常用双嘧达莫和西洛他唑，双嘧达莫可抑制磷酸二酯酶对 cAMP 的降解作用，使血小板内 cAMP 浓度增高而产生抗血小板作用抑制血小板的第一相聚集和第二相聚集，高浓度（500μg/mL）可抑制血小板的释放反应，具有对抗血栓形成的作用，对出血时间无影响。因此，本题的正确答案为C。

32. 【试题答案】 C

【试题解析】 部分微生态制剂要求冷链和冷处（2~10℃）保存，如双歧三联活菌胶囊。部分活菌不耐酸，宜在餐前30分钟服用，如双歧杆菌活菌。不宜与抗菌药物、小檗碱、活性炭、鞣酸蛋白、铋剂或氢氧化铝同服，以免杀灭菌株或减弱药效，可间隔时间约2小时。但死菌制剂和地衣芽孢杆菌、酪酸菌可与抗菌药物联合应用。大多数微生态制剂不耐热，服用时不宜以热水送服，宜选用温水。因此，本题的正确答案为C。

33. 【试题答案】 D

【试题解析】 本题考查要点是"抗疟药的作用特点"。氯喹能杀灭红细胞内期的间日疟、三日疟以及敏感的恶性疟原虫，药效强大，能迅速控制疟疾症状的发作，对恶性疟有根治作用，是控制疟疾症状的首选药。一般患者服药1~2日内寒战、发热等症状消退，2~3日后血中疟原虫消失。由于药物在体内代谢和排泄缓慢，作用持久，故能推迟良性疟症状的复发。因此，本题的正确答案为D。

34. 【试题答案】 C

【试题解析】 本题考查的要点是"升白细胞药的临床应用"。可以促进白细胞生长、提高白细胞计数的药物为升白细胞药。常用药物有肌苷、利可君、腺嘌呤、小檗胺以及粒细胞集落刺激因子非格司亭、重组人粒细胞-巨噬细胞集落刺激因子沙格司亭等。治疗白细胞减少症，对由于造血功能不足者，一般选择兴奋骨髓造血功能药；对由免疫抗体形成而破坏中性粒细胞者，应选择糖皮质激素，以抑制抗体生成，减少白细胞破坏；粒细胞集落刺激因子可用于肿瘤化疗引起的中性粒细胞减少症；粒细胞-巨噬细胞集落刺激因子可用于非恶性淋巴瘤、恶性淋巴瘤、急性淋巴细胞白血病和骨髓移植后促进定位。因此，本题的正确答案为C。

35. 【试题答案】 C

【试题解析】 本题考查要点是"β_2 受体激动剂的不良反应"。高剂量 β_2 受体激动剂可引起严重的低钾血症，尤其是危重型哮喘患者。合用茶碱类、糖皮质激素和利尿剂，以及低氧状态均可使低钾血症更为明显。因此，本题的正确答案为C。

36. 【试题答案】 A

【试题解析】本题考查要点是"袢利尿剂的作用特点"。袢利尿剂与噻嗪类等其他利尿剂比较，利尿作用最强，用于噻嗪利尿剂无效或不耐受时，特别是当急、慢性肾衰竭（肌酐清除率<30mL/min）时，可作为首选治疗。因此，本题的正确答案为A。

37. 【试题答案】 A

【试题解析】本题考查要点是"抗痛风药的临床应用"。别嘌醇为黄嘌呤氧化酶（XOR）抑制剂，是目前常用抑制尿酸合成的药物。所以，选项A符合题意。选项B的"非索布坦"作用特异，有别于别嘌醇。选项C的"秋水仙碱"属于选择性抗痛风性关节炎药。选项D的"丙磺舒"和选项E的"苯溴马隆"属于促进尿酸排泄药。因此，本题的正确答案为A。

38. 【试题答案】 B

【试题解析】本题考查要点是"抗痛风药的禁忌证"。抗痛风药的禁忌证包括：①妊娠及哺乳期妇女、过敏者禁用。②骨髓增生低下及肝肾功能中重度不全者禁用秋水仙碱。③肾功能不全者，伴有肿瘤的高尿酸血症者，使用细胞毒的抗肿瘤药、放射治疗患者及2岁以下儿童禁用丙磺舒。④痛风性关节炎急性发作期，有中、重度肾功能不全或肾结石者禁用苯溴马隆。因此，根据第②点可知，本题的正确答案为B。

39. 【试题答案】 B

【试题解析】本题考查要点是"镇咳药的作用特点"。苯丙哌林除抑制延髓咳嗽中枢外，还可阻断肺-胸膜的牵张感受器产生的肺迷走神经反射，并具有罂粟样平滑肌解痉作用，故苯丙哌林镇咳作用兼具中枢性和外周性双重机制。镇咳作用较强，为可待因的2~4倍。无麻醉作用，不抑制呼吸，不引起胆道和十二指肠痉挛，不引起便秘，无成瘾性，未发现耐受性。口服易吸收，服药后15~20分钟起效，镇咳作用维持4~7小时。因此，本题的正确答案为B。

40. 【试题答案】 E

【试题解析】本题考查要点是"镇咳药的代表药物"。中枢性镇咳药有可待因、福尔可定、喷托维林、右美沙芬；外周性镇咳药有苯丙哌林。因此，本题的正确答案为E。

二、B型题

41~43. 【试题答案】 D、E、C

【试题解析】本组题考查要点是"袢利尿剂的作用特点"。袢利尿剂具有以下特点：①静脉给药起效较快，通常不足10分钟后生效，维持时间除托拉塞米较长外，其余均较短，通常为2小时。②本类药除阿佐塞米口服生物利用度较差外，其余生物利用度较高，胃肠道给药能较好吸收。各药都有较高的血浆蛋白结合率，超过90%。大部分在肝脏代谢，经肾脏排泄。③与噻嗪类等其他利尿剂比较，利尿作用最强，用于噻嗪利尿剂无效或不耐受时，特别是当急、慢性肾衰竭（肌酐清除率<30mL/min）时，可作为首选治疗。④呋塞米、布美他尼和托拉塞米的化学结构中都含有磺酰胺（脲）基，而依他尼酸为苯乙酸的不饱和衍

生物，结构中不含有磺酸胺基，因此可以用于磺胺过敏者。

44~46.【试题答案】　E、B、C

【试题解析】本组题考查要点是"头孢菌素类抗菌药物"。第二代头孢菌素对革兰阳性球菌的活性与第一代头孢菌素相仿或略差，对部分肠杆菌科细菌亦具有抗菌活性。常用的注射剂有头孢呋辛和头孢替安，口服制剂有头孢克洛、头孢呋辛酯和头孢丙烯等。

第三代头孢菌素对肠杆菌科细菌有良好抗菌作用，其中头孢他啶和头孢哌酮对铜绿假单胞菌及某些非发酵菌亦有较好作用。注射品种有头孢噻肟、头孢曲松、头孢他啶和头孢哌酮等。口服制剂有头孢克肟、头孢泊肟酯等。

第四代头孢菌素常用者为头孢吡肟，对肠杆菌科细菌和铜绿假单胞菌的活性与头孢他啶大致相仿；但对产 AmpC 酶的阴沟肠杆菌、产气肠杆菌、柠檬酸杆菌和沙雷菌属的作用优于头孢他啶等第三代头孢菌素。

47~51.【试题答案】　E、C、B、A、D

【试题解析】本组题考查要点是"临床上常用的抗凝血药"。临床上常用的抗凝血药有：①维生素K拮抗剂：可拮抗维生素K，抑制维生素K在肝细胞合成凝血因子Ⅱ、Ⅶ、Ⅸ、Ⅹ，发挥抗凝血作用，主要有双香豆素、双香豆素乙酯、新抗凝、华法林。此类药起效果缓慢、价格低廉、作用持续时间长久。②肝素（UFH）与低分子肝素（LMWH）：对凝血的各环节均有作用，起效迅速，体内外均有抗凝作用，可防止急性血栓形成而成为对抗血栓的首选。主要药品有依诺肝素、那屈肝素、替他肝素、达肝素。③直接凝血酶抑制剂：主要抑制凝血Ⅱa和Ⅹa因子，主要药品有水蛭素、重组水蛭素、达比加群酯。④凝血因子Ⅹ抑制剂：可间接或直接地抑制凝血因子Ⅹa，并与抗凝血酶Ⅲ结合，形成构象改变，使凝血酶抗Ⅹa因子活性增强270倍，阻碍凝血酶（凝血因子Ⅱa）产生。前者包括磺达肝癸钠和依达肝素，后者有阿哌沙班和利伐沙班。磺达肝癸钠不干扰血小板因子Ⅳ和血小板，致血小板减少症风险低，血浆半衰期21小时，极少引起出血。

52~55.【试题答案】　D、A、E、C

【试题解析】本组题考查要点是"镇静催眠药的作用特点"。苯二氮䓬类药的血浆蛋白结合率较高，在体内主要经肾脏排泄。此类药物中，半衰期长的有苯二氮䓬类药物如地西泮、氟西泮等，半衰期中等或短的有氯硝西泮、劳拉西泮、阿普唑仑等。

γ-氨基丁酸a（GABAa）受体激动剂，如含有咪唑并吡啶结构的唑吡坦，仅具有镇静催眠作用，而无抗焦虑、肌肉松弛和抗惊厥等作用。口服后消化道吸收迅速，血浆蛋白结合率高，主要经肝脏代谢，经肾脏排出。

巴比妥类药物引起中枢神经系统非特异性抑制作用，作用于中枢神经的不同部位，使之从兴奋转向抑制，出现镇静、催眠和基础代谢率降低。中等剂量可起麻醉作用，大剂量时出现昏迷，甚至死亡。巴比妥类药物口服后容易从胃肠道吸收，其钠盐的水溶液经肌内注射也易被吸收。吸收后分布至全身组织，其中脑和肝脏内浓度较高。药物进入脑组织的快慢取决于药物的脂溶性，脂溶性高的药物出现中枢抑制作用快，如异戊巴比妥；脂溶性低的药物出现中枢抑制作用慢，如苯巴比妥。巴比妥类药物在体内主要经由肝脏转化和肾脏排出。

56～60.【试题答案】 A、D、C、E、B

【试题解析】本组题考查要点是"ACEI与药物之间的相互作用"。留钾利尿剂、钾盐或含高钾的低盐替代品可加重血管紧张素转换酶抑制剂（ACEI）引起的高钾血症，故应避免联合。ACEI与人促红素联合应用时，可能影响后者的促红细胞生成作用。ACEI常与其他抗高血压药联用治疗高血压，尤其是与噻嗪类利尿剂联用，除增强降压效果外，还可减少利尿剂引起的高肾素血症以及对血尿酸及血糖的不良影响，而排钾利尿剂则可拮抗ACEI的高钾倾向。ACEI与二氢吡啶类CCB联用治疗高血压，可加强降压作用并增加抗动脉粥样硬化和靶器官保护作用。治疗慢性心力衰竭，ACEI和β受体阻断剂有协同作用。

61～64.【试题答案】 B、B、C、D

【试题解析】本组题考查要点是"抗菌药物的注意事项"。应用氯霉素可能发生不可逆性骨髓功能抑制，应避免重复疗程使用。由于氯霉素可透过胎盘屏障，对早产儿和足月产新生儿均可能引起毒性反应，发生"灰婴综合征"，因此在妊娠期，尤其妊娠末期或分娩期不宜应用本品。四环素可透过胎盘屏障进入胎儿体内，沉积在牙齿和骨的钙质区内，引起胎儿牙齿变色，并在动物中有致畸胎作用。妊娠期妇女对四环素肝毒性反应尤为敏感，因此妊娠期妇女避免使用。应用多西环素时可能发生耐药菌的过度繁殖。一旦发生二重感染，即停用本品并予以相应治疗。

65～67.【试题答案】 A、B、C

【试题解析】甲氧氯普胺系中枢性和外周性多巴胺 D_2 受体阻断剂，抑制中枢催吐化学感受区中的多巴胺受体而提高该感受区的阈值，具有镇吐、促进胃肠蠕动、刺激泌乳素释放的作用，可改善糖尿病性胃轻瘫和特发性胃轻瘫的胃排空速率，对非溃疡性消化不良也有效，对反流病效果不佳。多潘立酮为苯并咪唑衍生物、外周多巴胺受体阻断剂，直接阻断胃肠道多巴胺 D_2 受体，促进胃肠蠕动，使张力恢复正常，促进胃排空，增加胃窦和十二指肠运动，协调幽门的收缩，抑制恶心、呕吐，并有效地防止胆汁反流，通常也能增强食管的蠕动和食管下端括约肌的张力，但对小肠和结肠平滑肌无明显作用。莫沙必利属于选择性 $5-HT_4$ 受体激动剂，是促进乙酰胆碱释放的促胃肠动药，用于功能性消化不良、胃食管反流病、糖尿病胃轻瘫、胃大部切除术患者的胃功能障碍。

68～70.【试题答案】 D、A、C

【试题解析】本组题考查要点是"放疗与化疗止吐药"。阿瑞吡坦是目前唯一应用于临床的NK-1受体阻断剂，通过与NK-1受体（主要存在于中枢神经系统及其外围）结合来阻滞P物质的作用。

多巴胺受体阻断剂其代表药是甲氧氯普胺，为多巴胺 D_2 受体阻断剂，对 $5-HT_3$ 受体亦有轻度抑制作用，通过作用于延髓催吐化学感受区中的多巴胺受体，提高该感受区的感受阈值而发挥中枢性止吐作用。

已经上市的 $5-HT_3$ 受体阻断剂主要有昂丹司琼、格雷司琼、托烷司琼等。

71~74.【试题答案】 B、C、E、D

【试题解析】本组题考查要点是"麻醉性镇痛药的来源分类"。麻醉性镇痛药依来源可分为三类：

(1) 阿片生物碱：代表药吗啡、可待因和罂粟碱。

(2) 半合成吗啡样镇痛药：如双氢可待因、丁丙诺啡、氢吗啡酮和羟吗啡酮等。

(3) 合成阿片类镇痛药：依据化学结构不同可分为四类：①苯哌啶类，如芬太尼、舒芬太尼和阿芬太尼等；②二苯甲烷类，如美沙酮、右丙氧芬；③吗啡烷类，如左啡诺、布托啡诺；④苯并吗啡烷类，如喷他佐辛、非那佐辛。选项A的"丁丙诺啡"属于半合成吗啡样镇痛药。

75~78.【试题答案】 C、A、E、B

【试题解析】本组题考查要点是"消化系统药物的作用机制"。甲氧氯普胺系中枢性和外周性多巴胺 D_2 受体阻断剂，可阻断CTZ的 D_2 受体，抑制中枢催吐化学感受区中的多巴胺受体而提高该感受区的阈值，具有镇吐、促进胃肠蠕动、刺激泌乳素释放的作用，可改善糖尿病性胃轻瘫和特发性胃轻瘫的胃排空速率，对非溃疡性消化不良也有效，对反流病效果不佳。

奥美拉唑口服后，与胃壁 H^+ 泵（质子泵）结合，抑制 H^+ 泵，减少胃酸分泌。

多潘立酮选择性阻断外周多巴胺受体，发挥止吐作用。西咪替丁主要通过阻断 H_2 受体发挥作用，低剂量可以预防消化性溃疡的复发。多潘立酮为苯并咪唑衍生物，外周多巴胺受体阻断剂，直接阻断胃肠道多巴胺 D_2 受体，促进胃肠蠕动，使张力恢复正常，促进胃排空，增加胃窦和十二指肠运动，协调幽门的收缩，抑制恶心、呕吐，并有效地防止胆汁反流，通常也能增强食管的蠕动和食管下端括约肌的张力，但对小肠和结肠平滑肌无明显作用。

组胺 H_2 受体阻断剂是指可阻断组胺 H_2 受体，可逆性竞争壁细胞基底膜上的 H_2 受体，显著抑制胃酸分泌的药物，目前常用的是西咪替丁、雷尼替丁、法莫替丁、尼扎替丁和罗沙替丁乙酸酯。

79~83.【试题答案】 B、C、A、A、E

【试题解析】本组题考查要点是"抗寄生虫病药的应用"。伯氨喹对红细胞外期及各型疟原虫的配子体均有较强的杀灭作用，对红细胞内期作用较弱，对恶性疟红细胞内期无效，因此不能控制疟疾症状的发作，临床作为控制复发和阻止疟疾传播的首选药。疟原虫对此药很少产生耐药性。

奎宁由于不良反应较多，现已不作为首选抗疟药。临床主要用于耐氯喹及耐多药的恶性疟，尤其是脑型恶性疟。

抗阿米巴原虫药以甲硝唑或替硝唑为主，两药对肠道内和肠外阿米巴病均有较好疗效；对急性阿米巴痢疾较顽固病例，与双碘喹啉联合应用可取得良好效果。

其他抗原虫药包括：①抗弓形虫药。传统的为磺胺嘧啶与乙胺嘧啶联合应用。其他抗弓形虫药还有复方磺胺甲噁唑、阿奇霉素、螺旋霉素、克林霉素等。②抗卡氏肺孢子虫药。主要为复方磺胺甲噁唑，还有戊烷脒、伯氨喹（与克林霉素合用）等。③抗贾第鞭毛虫病药。以甲硝唑为主。

84~86.【试题答案】 E、C、D

【试题解析】本组题考查要点是"泻药的药理作用与临床评价"。容积性泻药如硫酸镁、硫酸钠等，通过增加大便量，刺激肠蠕动，从而缓解便秘症状。乳果糖系人工合成的不吸收性双糖，具有双糖的渗透活性，可使水、电解质保留在肠腔而产生高渗效果，故是一种渗透性泻药，因为无肠道刺激性，可用于治疗慢性功能性便秘。刺激性泻药包括酚酞、比沙可啶、番泻叶、蓖麻油。比沙可啶口服后仅少量被吸收，未吸收的药物随粪便排出。药物在肠道内对肠壁有较强的刺激作用。

87~90.【试题答案】 E、A、B、D

【试题解析】本组题考查要点是"溶栓药和抗贫血药的作用特点"。链激酶溶栓作用无选择性，降解纤维蛋白凝块，也降解纤维蛋白原和其他血浆蛋白。静脉溶栓治疗首选阿替普酶或瑞普替酶，无条件时，可用尿激酶替代。

对脑CT无明显低密度改变、意识清楚的急性缺血性脑卒中者，在发病6小时内，采用尿激酶静脉溶栓较安全、有效。基底动脉血栓溶栓治疗的时间窗和适应证可适当放宽。对发病6小时内的急性缺血性脑卒中者，有经验可考虑进行动脉内溶栓治疗。

叶酸是蝶啶、对氨基苯甲酸及谷氨酸残基组成的水溶性B族维生素。自肠道吸收后进入肝脏，在叶酸还原酶、二氢叶酸还原酶的作用下，还原成具有活性的四氢叶酸。四氢叶酸是体内转移"一碳单位"的载体，"一碳单位"可以连接在四氢叶酸5位或10位碳原子上，参与嘌呤、嘧啶、核苷酸的合成与转化，并与维生素B_{12}共同促进红细胞的成熟与增殖。

人促红素主要作用于与红系祖细胞表面受体结合，促进红细胞的繁殖和分化，促进红细胞成熟，增加红细胞和血红蛋白含量；稳定红细胞膜，提高红细胞膜抗氧化酶功能。其分为天然品、由基因重组DNA技术合成品，两者的理化性质和生物活性相似，不同点是重组人促红素基因位点在7号染色体为糖蛋白。所以，重组人促红素是基因重组产品，与天然内源性红细胞生成素作用相似。

91~93.【试题答案】 A、A、E

【试题解析】本组题考查要点是"抗心绞痛药的作用特点"。硝酸甘油起效最快，2~3分钟起效，5分钟达最大效应。作用持续时间最短20~30分钟，半衰期仅为数分钟。硝酸甘油舌下含服吸收迅速完全，生物利用度可达80%，在肝脏被迅速代谢为两个几乎没有活性的中间产物1,2-二硝酸甘油和1,3-二硝酸甘油，经肾脏排出，血液透析清除率低。

硝酸甘油舌下含服是治疗心绞痛急性发作的首选，疼痛约在1~2分钟消失；而舌下喷雾起效更快，几乎与静脉注射相近，但该种给药方法受限于不良反应，不能给予较大剂量。

硝苯地平作为一代二氢吡啶类药，比二代的氨氯地平和非洛地平等的负性肌力作用更大，可以用于变异型心绞痛和冠状动脉痉挛为主的心绞痛。

94~96.【试题答案】 A、C、D

【试题解析】本组题考查要点是"头孢菌素类抗菌药物的作用特点"。①第一代头孢菌素：对革兰阳性菌包括耐青霉素金黄色葡萄球菌的抗菌作用较第二代略强，显著超过第三代，对革兰阴性杆菌较第二、三代弱；虽对青霉素酶稳定，但对各种β-内酰胺酶稳定性远较第二、三代差，可为革兰阴性菌产生的β-内酰胺酶所破坏；对肾脏有一定的毒性，与氨基糖苷类抗菌药物或强利尿剂合用毒性增加；血清半衰期短，脑脊液中浓度低；临床适用于轻、中度感染。②第二代头孢菌素：对革兰阳性菌的抗菌活性较第一代略差或相仿，对革兰阴性菌的抗菌活性较第一代强，较第三代弱。对多数肠杆菌有相当活性，对厌氧菌有一定作用，但对铜绿假单胞菌无效；对多种β-内酰胺酶较稳定；对肾脏毒性较第一代小；临床可用于革兰阴性和阳性敏感细菌的各种感染。③第三代头孢菌素：对革兰阳性菌虽有一定的抗菌活性，但较第一、二代弱，对革兰阴性菌包括肠杆菌、铜绿假单胞菌及厌氧菌如脆弱拟杆菌均有较强的抗菌作用，对流感杆菌、淋球菌具有良好的抗菌活性；对β-内酰胺酶高度稳定；血浆半衰期长，体内分布广，组织穿透力强，有一定量渗入脑脊液中；对肾脏基本无毒性；适用于严重革兰阴性及敏感阳性菌的感染、病原未明感染的经验性治疗及院内感染。④第四代头孢菌素：对革兰阳性菌、革兰阴性菌、厌氧菌显示广谱抗菌活性，与第三代相比，增强了抗革兰阳性菌活性，特别是对链球菌、肺炎球菌有很强的活性，抗铜绿假单胞菌、肠杆菌属的作用增强；对β-内酰胺酶稳定；半衰期长；无肾脏毒性；用于对第三代头孢菌素耐药的革兰阴性杆菌引起的重症感染。

97~98.【试题答案】　D、E

【试题解析】本组题考查要点是"降低眼压药的药理作用与临床评价。"眼部滴用β受体阻断剂可通过阻断β受体，减少房水的生成，促进房水引流和排出，具有强大、持续的降低眼压作用，有效地控制眼压。用于青光眼的β受体阻断剂有卡替洛尔、美替洛尔、噻吗洛尔和倍他洛尔。地匹福林是肾上腺素的前药，具有良好的亲水、亲脂性，更好的渗入到前房，易于吸收，相比肾上腺素更快速地透过角膜，然后转化为活性成分而发挥药理作用，用量少，不良反应也较小。

99~100.【试题答案】　A、E

【试题解析】本组题考查要点是"平喘药第一亚类β$_2$受体激动剂的药理作用与临床评价"。长效β$_2$受体激动剂有福莫特罗、沙美特罗及丙卡特罗，平喘作用维持时间10~12小时。M胆碱受体阻断剂可阻断节后迷走神经通路，降低迷走神经兴奋性，产生松弛支气管平滑肌作用，并减少痰液分泌。目前用作平喘药的有异丙托溴铵和噻托溴铵。

三、C型题

101.【试题答案】　A

【试题解析】本题考查要点是"痛风合并慢性肾脏病患者的合理用药"。痛风急性期应控制关节炎症和发作，抑制粒细胞浸润和白细胞趋化，减少细胞坏死，缓解疼痛发作，应首选秋水仙碱。秋水仙碱用于痛风的急性期、痛风关节炎急性发作和预防。因此，本题的正确答案为A。

102.【试题答案】　E

【试题解析】本题考查要点是"痛风合并慢性肾脏病患者的合理用药"。痛风早、中期以选择排酸药为主，中、晚期以选择抑酸药或促尿酸分解药为主。服用丙磺舒期间应保持摄入足量水（2500mL/d左右），并适当补充碳酸氢钠（3~6g/d）以维持尿呈碱性，保持尿道通畅，防止形成肾结石，必要时同时服用枸橼酸钾。因此，本题的正确答案为E。

103. 【试题答案】　B

【试题解析】本题考查要点是"痛风合并慢性肾脏病患者的合理用药"。别嘌醇本身无抗白细胞趋化、抗炎或镇痛作用，在急性期应用无直接疗效，且使组织中尿酸结晶减少和血尿酸水平下降速度过快，促使关节痛风石表面溶解，形成不溶性结晶而加重炎症，引起痛风性关节炎急性发作。所以，选项B的叙述是不正确的。因此，本题的正确答案为B。

104. 【试题答案】　B

【试题解析】本题考查要点是"痛风合并慢性肾脏病患者的合理用药"。急性发作终止至少2周后可应用别嘌呤。用药初期可能诱发痛风，应用初始4~8周内可与小剂量的秋水仙碱联合应用。因此，本题的正确答案为B。

105. 【试题答案】　C

【试题解析】本题考查要点是"口服降糖药的用药监护"。单独服用α葡萄糖苷酶抑制剂通常不会发生低血糖；合用其他降糖药的患者如出现低血糖，治疗时需使用葡萄糖，而食用蔗糖或淀粉类食物纠正低血糖的效果差。因此，本题的正确答案为C。

106. 【试题答案】　B

【试题解析】本题考查要点是"阿卡波糖的用法"。口服：用餐前即刻整片吞服或与前几口食物一起咀嚼服用，剂量需个体化。若服药与进餐时间间隔过长，则疗效较差，甚至无效。因此，本题正确答案为B。

107. 【试题答案】　E

【试题解析】本题考查要点是"双胍类药的禁忌证"。双胍类药的禁忌证有：①10岁以下儿童、80岁以上老年人、妊娠及哺乳期妇女；肾功能不全（血肌酐水平男性>1.5mg/dL，女性>1.4mg/dL或肾小球滤过率<60mL/min）、肝功能不全者；心功能衰竭（休克）、急性心肌梗死及其他严重心、肺疾病；严重感染或外伤、外科大手术、临床有低血压和缺氧等；急性或慢性代谢性酸中毒，包括有或无昏迷的糖尿病酮症酸中毒。②并发严重糖尿病肾病或糖尿病眼底病变者。③酗酒者、维生素B_{12}及叶酸缺乏未纠正者。因此，本题的正确答案为E。

108. 【试题答案】　E

【试题解析】本题考查要点是"莫沙必利的作用机制"。莫沙必利为选择性5-HT$_4$受体激动剂，能促进乙酰胆碱的释放，刺激胃肠道而发挥促动力作用，改善功能性消化不良患者的胃肠道症状，但不影响胃酸分泌。因此，本题的正确答案为E。

109. 【试题答案】　E

【试题解析】本题考查要点是"莫沙必利的作用特点"。莫沙必利选择性作用于上消化道，对结肠运动无影响，特别是与多巴胺D_2受体、肾上腺素$α_1$受体和毒蕈碱受体（M受体）均无亲和力，不会出现因多巴胺D_2受体拮抗所致的锥体外系反应和泌乳素分泌增多的副作用。莫沙必利结构改造上克服了西沙必利对心脏的不良反应，不会导致心电图Q-T间期延长和室性心律失常。莫沙必利为选择性5-HT$_4$受体激动剂，能促进乙酰胆碱的释放，刺激胃肠道而发挥促动力作用，改善功能性消化不良患者的胃肠道症状，但不影响胃酸分泌。所以，选项E的叙述是不正确的。因此，本题的正确答案为E。

110. 【试题答案】　E

【试题解析】本题考查要点是"促胃肠动力药的代表药"。促胃肠动力药可以通过增加胃肠推进性运动，增强胃肠道收缩，促进和刺激胃肠排空，同时减轻食物对胃窦部 G 细胞和壁细胞的刺激，抑制胃酸的分泌，改善功能性消化不良等症状。常用促胃肠动力药有多巴胺 D_2 受体阻断剂甲氧氯普胺、外周性多巴胺 D_2 受体阻断剂多潘立酮，以及通过乙酰胆碱起作用的莫沙必利、伊托必利等。不包括选项 E。选项 E 的"胰酶"属于助消化药。因此，本题的正确答案为 E。

四、X 型题

111. 【试题答案】　BD

【试题解析】本题考查要点是"镇痛药"。对乙酰氨基酚或非甾体抗炎药治疗非格司亭所致的骨痛是有效的；用解热镇痛药治疗引起的发热、头痛、肌痛也有效。因此，本题正确答案为 BD。

112. 【试题答案】　CE

【试题解析】本题考查要点是"药物的联合应用与配伍禁忌"。替卡西林临床主要用于铜绿假单孢菌感染治疗，对呼吸道、泌尿道感染疗效也佳，可与庆大霉素联合用药。替卡西林与克拉维酸钾组成复方，称特美汀。哌拉西林临床主要用于菌血症、肺炎、烧伤后感染、耐青霉素和氨苄西林的耐药菌等引起的感染，宜与氨基糖苷类抗生素联合应用。青霉素与抑菌药四环素、氯霉素和大环内酯类合用有拮抗作用，因为青霉素为繁殖期杀菌药，抑菌药阻碍细菌繁殖，使青霉素不能充分发挥作用，应避免此类联合用药。因此，本题的正确答案为 CE。

113. 【试题答案】　ACD

【试题解析】本题考查要点是"大环内酯类抗菌药物的作用特点"。大环内酯类抗菌药物在低浓度时为抑菌剂，高浓度时可有杀菌作用，其对产 β-内酰胺酶的葡萄球菌和耐甲氧西林金黄色葡萄球菌也有一定抗菌活性。第二、三代大环内酯类对酸的稳定性较高，口服吸收好，生物利用度高。大环内酯类药物广泛分布于除脑组织和脑脊液外的各种组织和体液中，在肝、肾、肺、脾、胆汁中的药物浓度可高于同期血浆药物浓度。因此，本题的正确答案为 ACD。

114. 【试题答案】　AB

【试题解析】本题考查要点是"β 受体阻断剂的作用特点"。β 受体阻断剂主要用于室上性和室性心律失常。所有 β 受体阻断剂在治疗抗心律失常和心肌缺血上作用相同，但是药物之间在 β 受体选择性、内在的拟交感活性、血管扩张作用以及膜稳定性上存在差别。因此，本题的正确答案为 AB。

115. 【试题答案】　AB

【试题解析】本题考查要点是"大环内酯类抗菌药物的药物相互作用"。红霉素属大环内酯类抗生素，大环内酯类抗生素通过抑制细菌蛋白质合成发挥抗菌作用。红霉素与氯霉素或林可霉素合用，因竞争药物的结合位点，产生拮抗作用。因此，本题的正确答案为AB。

116. 【试题答案】 ABE

【试题解析】血管扩张剂：甲基多巴、硝普钠。应避免发生体位性低血压，患者起床宜缓慢。哌唑嗪的不良反应主要有体位性低血压、首剂低血压反应、眩晕、心悸和头痛等。因此，本题的正确答案为ABE。

117. 【试题答案】 DE

【试题解析】本题考查要点是"$β_2$受体激动剂的作用特点"。$β_2$受体激动剂是控制哮喘急性发作的首选药。常用的短效$β_2$受体激动剂有沙丁胺醇和特布他林，平喘作用维持时间4～6小时，是缓解轻、中度急性哮喘症状的首选药。所以，选项D、E符合题意。选项A、B、C均属于长效$β_2$受体激动剂，该激动剂的平喘作用维持时间10～12小时。因此，本题的正确答案为DE。

118. 【试题答案】 ACE

【试题解析】本题考查要点是"氯喹的作用特点"。氯喹能杀灭红细胞内期的间日疟、三日疟以及敏感的恶性疟原虫，药效强大，能迅速控制疟疾症状的发作，对恶性疟有根治作用，是控制疟疾症状的首选药。因此，本题的正确答案为ACE。

119. 【试题答案】 ABCE

【试题解析】本题考查要点是"抗血小板药"抗血小板药可抑制血小板聚集，从而抑制血栓形成，是防治动脉血栓性疾病的重要药物。按其作用机制可分为：①环氧酶抑制剂：代表药为阿司匹林。②二磷酸腺苷P2Y12受体阻断剂：目前，临床使用的P2Y12阻断剂有噻氯匹定、氯吡格雷、阿那格雷、普拉格雷、依诺格雷、替格雷洛和坎格雷洛。③整合素受体阻断剂（血小板膜糖蛋白受体阻断剂）：目前临床上应用的血小板膜糖蛋白受体阻断剂可分为3类：单克隆抗体如阿昔单抗；非肽类抑制剂有替罗非班、拉米非班；合成肽类抑制剂如依替非巴肽等。④磷酸二酯酶抑制剂：双嘧达莫仅作为辅助抗血小板药，价格较便宜，常与阿司匹林联合应用。⑤血小板腺苷环化酶刺激剂，主要激活腺苷环化酶（cAM）的水平，抑制血小板的聚集，药物有肌苷、前列环素、依洛前列素和西卡前列素。⑥血栓烷合成酶抑制剂：奥扎格雷钠可选择性抑制血栓烷合成酶，抑制血栓素A_2（TXA_2）的产生和促进前列环素（PGI_2）的产生，改善两者之间的平衡，抑制血小板的聚集和减轻血管痉挛，改善大脑局部缺血时的微循环和能量代谢障碍。因此，本题的正确答案为ABCE。

120. 【试题答案】 ABC

【试题解析】本题考查要点是"氨基糖苷类抗菌药物的作用特点"。氨基糖苷类抗菌药物对多种需氧的革兰阴性杆菌具有很强抗菌作用，对革兰阴性球菌如淋病奈瑟菌、脑膜炎奈瑟菌的作用较差，对多数革兰阳性菌作用较差，但对金黄色葡萄球菌有较好抗菌作用。氨基糖苷类药对各种厌氧菌无效。本类中链霉素对大多数革兰阳性菌作用较差，但对结核分枝杆菌作用较强。因此，本题的正确答案为ABC。

药学专业知识（二）

临考冲刺模拟试卷（二）

一、A 型题（最佳选择题。共40题，每题1分。每题的备选答案中只有一个最佳答案）

1. 长期应用不但加速自身代谢，而且可加速其他合用药物代谢的肝药酶诱导剂是（　　）
   - A. 苯巴比妥
   - B. 地西泮
   - C. 唑吡坦
   - D. 佐匹克隆
   - E. 阿普唑仑

2. 其他 β-内酰胺类抗菌药物少见的典型不良反应有（　　）
   - A. 中性粒细胞减少
   - B. 皮疹
   - C. 荨麻疹
   - D. 瘙痒
   - E. 过敏性休克

3. 下列各项中，具有肺毒性和光敏反应的抗心律失常药是（　　）
   - A. 普罗帕酮
   - B. 美西律
   - C. 地尔硫䓬
   - D. 维拉帕米
   - E. 胺碘酮

4. 患者，女，45岁，因强直性脊柱炎住院，同时伴有胃溃疡、高血压及糖尿病，药师审核医嘱，发现应当禁用的药品是（　　）
   - A. 硝苯地平
   - B. 格列齐特
   - C. 双氯芬酸
   - D. 雷尼替丁
   - E. 二甲双胍

5. 使用后可以产生抗体，一年内不宜再次使用的药物是（　　）
   - A. 尿激酶
   - B. 链激酶
   - C. 瑞替普酶
   - D. 阿替普酶
   - E. 血凝酶

6. 伴有大量痰液并阻塞呼吸道的病毒性感冒患者，在服用镇咳药的同时，应及时联合应用的药品是（　　）
   - A. 左氧氟沙星
   - B. 羧甲司坦
   - C. 泼尼松龙
   - D. 多索茶碱
   - E. 右美沙芬

7. 下列各项中，需要嚼碎服用的药品是（　　）
   A. 泮托拉唑肠溶片　　　　　　　　B. 胰酶肠溶片
   C. 乳酸菌素片　　　　　　　　　　D. 胶体果胶铋胶囊
   E. 法莫替丁片

8. 多柔比星与（　　）合用具有良好的协同作用。
   A. 柔红霉素　　　　　　　　　　　B. 长春新碱
   C. 放线菌素 D　　　　　　　　　　D. 甲氨蝶呤
   E. 博来霉素

9. 哮喘急性发作应用平喘药，最适宜的给药途径是（　　）
   A. 吸入给药　　　　　　　　　　　B. 口服给药
   C. 静脉滴注　　　　　　　　　　　D. 肌肉注射
   E. 透皮给药

10. 酮康唑的临床用途有多种，其中不包括下列哪项（　　）
    A. 皮肤真菌感染　　　　　　　　　B. 指甲癣
    C. 隐球菌引起的脑膜炎　　　　　　D. 阴道白色念珠菌病
    E. 胃肠霉菌感染

11. 下列药物中，属于单酰胺菌素类的代表品种的是（　　）
    A. 头孢西丁　　　　　　　　　　　B. 头孢美唑
    C. 亚胺培南　　　　　　　　　　　D. 美罗培南
    E. 氨曲南

12. 下列选项中，痛风者应慎用哪种药物（　　）
    A. 螺内酯　　　　　　　　　　　　B. 甘露醇
    C. 氨苯蝶啶　　　　　　　　　　　D. 阿米洛利
    E. 氢氯噻嗪

13. 患者，男，55 岁，诊断为良性前列腺增生症，服用非那雄胺片治疗，最有可能发生与用药相关的不良反应是（　　）
    A. 体位性低血压　　　　　　　　　B. 心悸
    C. 性欲减退　　　　　　　　　　　D. 脱发
    E. 血压升高

14. 下列选项中，哪种药物有止泻作用（　　）
    A. 硫酸镁　　　　　　　　　　　　B. 乳果糖
    C. 比沙可啶　　　　　　　　　　　D. 地芬诺酯
    E. 甘油

15. 临床首选用于治疗土拉菌病和鼠疫的抗生素为（　　）
    A. 链霉素　　　　　　　　　　　　B. 奈替米星
    C. 异帕米星　　　　　　　　　　　D. 阿米卡星
    E. 庆大霉素

16. 婴儿和哺乳期妇女禁用（　　）作为泻药。
    A. 硫酸镁　　　　　　　　B. 酚酞
    C. 乳果糖　　　　　　　　D. 聚乙二醇4000
    E. 甘油

17. 12岁以下儿童禁用的非甾体抗炎药是（　　）
    A. 尼美舒利　　　　　　　B. 阿司匹林
    C. 双氯芬酸　　　　　　　D. 塞来昔布
    E. 美洛昔康

18. 以下细菌中，对呋喃妥因耐药的是（　　）
    A. 产气肠杆菌　　　　　　B. 铜绿假单胞菌
    C. 阴沟肠杆菌　　　　　　D. 大肠埃希菌
    E. 克雷伯菌属

19. 下列选项中，属于浓度依赖型抗菌药物的是（　　）
    A. 多肽类　　　　　　　　B. 青霉素类
    C. 头孢菌素类　　　　　　D. 林可霉素类
    E. 氨基苷类

20. 下列选项中，属于抗疱疹病毒药的是（　　）
    A. 利巴韦林　　　　　　　B. 奥司他韦
    C. 拉米夫定　　　　　　　D. 阿昔洛韦
    E. 齐多夫定

21. 具有缩小瞳孔和降低眼压作用，适用治疗青光眼的药物是（　　）
    A. 毛果芸香碱　　　　　　B. 卡替洛尔
    C. 美替洛尔　　　　　　　D. 倍他洛尔
    E. 拉坦前列素

22. 应用维生素 B_{12} 治疗巨幼细胞贫血48小时内，应监测的是（　　）
    A. 血钠　　　　　　　　　B. 血钾
    C. 血锂　　　　　　　　　D. 血钙
    E. 血锌

23. 当奎宁或氯喹日剂量超过（　　）时，可致"金鸡纳"反应。
    A. 0.5g/d　　　　　　　　B. 0.8g/d
    C. 1g/d　　　　　　　　　D. 1.2g/d
    E. 1.5mg/d

24. 属于雌二醇适应证的是（　　）
    A. 痛经　　　　　　　　　B. 先兆流产
    C. 消耗性疾病　　　　　　D. 子宫内膜异位症
    E. 功能性子宫出血

25. 利多卡因对哪种心律失常无效（　　）
    A. 心室纤颤　　　　　　　B. 室上性

C. 室性早搏　　　　　　　　　　D. 阵发性室性心动过速
E. 急性心肌梗死引起的室性心律失常

26. 在抗血小板药中，阿司匹林属于(　　)
    A. 环氧酶抑制剂　　　　　　　B. 二磷酸腺苷 P2Y12 受体阻断剂
    C. 整合素受体阻断剂　　　　　D. 磷酸二酯酶抑制剂
    E. 血小板腺苷环化酶刺激剂

27. 长期合用(　　)能使口服避孕药的主要成分炔诺酮和炔雌醇的代谢加快，血液中的药物浓度降低而导致避孕失败。
    A. 氨苄西林　　　　　　　　　B. 利福平
    C. 四环素　　　　　　　　　　D. 复方磺胺异噁唑
    E. 氯霉素

28. 唯一被批准用于临床的选择性胆固醇吸收抑制剂是(　　)
    A. 烟酸　　　　　　　　　　　B. 依折麦布
    C. 苯扎贝特　　　　　　　　　D. 普伐他汀
    E. 普罗布考

29. 柔红霉素可能与(　　)存在交叉耐药性。
    A. 阿糖胞苷　　　　　　　　　B. 甲氨蝶呤
    C. 多柔比星　　　　　　　　　D. 环磷酰胺
    E. 亚硝脲类药物

30. 长期使用阿片类镇痛药可致生理或心理依赖性，突然停药可出现戒断症状。下列药物中，较难成瘾的药物是(　　)
    A. 喷他佐辛　　　　　　　　　B. 哌替啶
    C. 布托啡诺　　　　　　　　　D. 芬太尼
    E. 右丙氧芬

31. 多巴胺受体阻断剂的代表药物为(　　)
    A. 昂丹司琼　　　　　　　　　B. 格雷司琼
    C. 甲氧氯普胺　　　　　　　　D. 托烷司琼
    E. 阿瑞吡坦

32. 幼儿甲状腺功能不足可引起(　　)
    A. 呆小病　　　　　　　　　　B. 侏儒病
    C. 肢端肥大症　　　　　　　　D. 黏液性水肿
    E. 单纯性甲状腺肿

33. 鱼精蛋白可用于救治(　　)
    A. 肝素过量导致的出血　　　　B. 吗啡过量导致的呼吸抑制
    C. 华法林过量导致的出血　　　D. 异烟肼中毒导致的神经毒性
    E. 对乙酰氨基酚中毒导致的肝损伤

34. 阿糖胞苷的作用机制是(　　)
    A. DNA 多聚酶抑制剂　　　　　B. 核苷酸还原酶抑制剂

C. 胸腺核苷合成酶抑制剂　　　　D. 二氢叶酸还原酶抑制剂
E. 嘌呤核苷合成酶抑制剂

35. 对血小板聚集及凝血机制无影响的药品是（　　）
    A. 罗非昔布　　　　　　　　　B. 对乙酰氨基酚
    C. 吲哚美辛　　　　　　　　　D. 阿司匹林
    E. 美洛昔康

36. 门冬酰胺酶能抑制蛋白质的合成，使细胞停止于（　　），从而降低其对甲氨蝶呤的敏感性，限制甲氨蝶呤的骨髓毒性。
    A. G_1 期　　　　　　　　　　B. G_2 期
    C. G_3 期　　　　　　　　　　D. M 期
    E. S 期

37. 大剂量应用甲氨蝶呤后，可用（　　）进行解救。
    A. 丙磺舒　　　　　　　　　　B. 亚叶酸钙
    C. 苯溴马隆　　　　　　　　　D. 别嘌醇
    E. 维生素 C

38. （　　）与利福平合用时，在用利福平前和疗程中不需调整剂量。
    A. 糖皮质激素　　　　　　　　B. 氨茶碱
    C. 地高辛　　　　　　　　　　D. 氯霉素
    E. 维拉帕米

39. 体内多种组织器官可发生结核分枝杆菌感染，其中以（　　）最常见。
    A. 肺结核　　　　　　　　　　B. 结核性脑膜炎
    C. 肠结核　　　　　　　　　　D. 肾结核
    E. 骨结核

40. 利福平对多种革兰阳性球菌，特别是（　　）具有强大抗菌作用。
    A. 耐药金黄色葡萄球菌　　　　B. 大肠埃希菌
    C. 变形杆菌　　　　　　　　　D. 流感杆菌
    E. 沙眼衣原体

二、B 型题（配伍选择题。共 60 题，每题 1 分。备选答案在前，试题在后。每组若干题。每组题均对应同一组备选答案。每题只有一个正确答案。每个备选答案可重复选用，也可不选用）

A. 硫酸镁　　　　　　　　　　　B. 甘油
C. 乳果糖　　　　　　　　　　　D. 聚乙二醇 4000
E. 酚酞

41. 急腹症、肠道失血、妊娠及经期妇女禁用（　　）
42. 糖尿病患者、颅内活动性出血患者禁用（　　）
43. 不明原因的腹痛、阑尾炎、胃肠道梗阻患者禁用（　　）
44. 充血性心力衰竭和高血压、粪块阻塞者禁用（　　）

45. 未确诊的腹痛、炎症性器质性肠病、肠梗阻、肠穿孔患者禁用( )

    A. 空腹内服　　　　　　　　　B. 定时内服
    C. 睡前内服　　　　　　　　　D. 饭前内服
    E. 饭后内服

46. 催眠药应( )
47. 促消化的药物应( )
48. 对胃有刺激性的药物应( )
49. 维生素 B_2 应( )

    A. 头孢氨苄　　　　　　　　　B. 头孢哌酮
    C. 头孢吡肟　　　　　　　　　D. 头孢拉定
    E. 头孢呋辛

50. 属于第三代头孢菌素的药物是( )
51. 属于第四代头孢菌素的药物是( )

    A. 拉西地平　　　　　　　　　B. 依诺肝素
    C. 普伐他汀　　　　　　　　　D. 普萘洛尔
    E. 呋塞米

52. 可能导致牙龈出血的药物是( )
53. 可能导致牙龈增生的药物是( )

    A. 瑞舒伐他汀　　　　　　　　B. 利血平
    C. 阿昔莫司　　　　　　　　　D. 依折麦布
    E. 苯扎贝特

54. 主要降低低总胆固醇和低密度脂蛋白胆固醇的调血脂药是( )
55. 主要降低三酰甘油的调血脂药是( )
56. 可降低密度脂蛋白胆固醇和三酰甘油，主要升高高密度脂蛋白胆固醇的调血脂药是( )

    A. 代谢加速而导致意外怀孕　　B. 子宫内膜突破性出血
    C. 抑制排酸作用　　　　　　　D. 代谢加快而失效
    E. 凝血酶原时间延长，增加出血倾向

57. 苯巴比妥与口服抗凝药合用( )
58. 利福平与口服避孕药合用( )
59. 氟他胺与抗凝血药合用( )
60. 甲地孕酮与利福平合用( )
61. 丙磺舒与水杨酸盐和阿司匹林合用( )

A. 叶酸 B. 肝素
C. 尿激酶 D. 维生素 K_1
E. 氨基己酸

62. 急性广泛性肺栓塞宜选用(　)
63. 用于弥散性血管内凝血（DIC）晚期，以防继发性纤溶亢进症宜选用(　)
64. 弥散性血管内凝血早期可选用(　)
65. 巨幼红细胞性贫血可选用(　)
66. 早产儿、新生儿出血宜选用(　)

A. 阿普唑仑 B. 异戊巴比妥
C. 地西泮 D. 佐匹克隆
E. 苯巴比妥

67. 脂溶性较高，起效快，属于巴比妥类的镇静催眠药是(　)
68. 没有镇静和"宿醉"现象，不属于巴比妥类和苯二氮䓬类的镇静催眠药是(　)

A. 卡马西平 B. 苯妥英钠
C. 丙戊酸钠 D. 苯巴比妥
E. 氯硝西泮

69. 主要阻滞电压依赖性的钠通道，属于二苯并氮䓬类抗癫痫药的是(　)
70. 减少钠离子内流而使神经细胞膜稳定，属于乙内酰脲类抗癫痫药的是(　)
71. 可激动γ-氨基丁酸（GABA）受体和钠通道，属于苯二氮䓬类抗癫痫药的是(　)

A. 晚期睾丸肿瘤 B. 绒毛膜上皮癌
C. 晚期前列腺癌 D. 急性淋巴细胞白血病
E. 慢性粒细胞性白血病

72. 氟他胺适用于治疗(　)
73. 高三尖杉酯碱可用于治疗(　)
74. 长春碱可用于治疗(　)
75. 氟尿嘧啶可用于治疗(　)

A. 螺内酯 B. 呋塞米
C. 氨苯蝶啶 D. 氢氯噻嗪
E. 乙酰唑胺

76. 有性激素样副作用的是(　)
77. 具有耳毒性的是(　)
78. 可引起胃肠出血的是(　)
79. 抑制胰岛素释放和组织对葡萄糖的利用，升高血糖的是(　)

A. 噻嘧啶 B. 甲硝唑
C. 阿苯达唑 D. 吡喹酮
E. 甲苯咪唑

80. 对血吸虫具有杀灭活性的药物是( )
81. 治疗蛔虫病、蛲虫病、钩虫病和鞭虫病的首选药是( )
82. 治疗阴道滴虫病的首选药是( )
83. 治疗蛲虫病的首选药是( )
84. 对鞭虫无效的药物是( )

A. 氯霉素 B. 利福平
C. 夫西地酸 D. 四环素可的松
E. 红霉素

85. 早产儿、新生儿禁用( )
86. 肝功能不全、哺乳期妇女禁用( )
87. 严重肝功能不全、胆道阻塞患者禁用( )
88. 单纯疱疹性或溃疡性角膜炎患者禁用( )

A. 增加心脏毒性 B. 增加肝毒性
C. 导致坏死性结肠炎 D. 易产生沉淀
E. 具有良好的协同作用

89. 多柔比星与β受体阻断剂合用,可能( )
90. 多柔比星与可能致肝功损害的药物配伍使用,可能( )
91. 多柔比星与阿糖胞苷同用可( )
92. 多柔比星与肝素、头孢菌素等同用( )

A. 吗啡 B. 哌替啶
C. 曲马多 D. 芬太尼
E. 可待因

93. 颅内压增高和颅脑损伤、支气管哮喘、肺源性心脏病代偿失调患者禁用( )
94. 室上性心动过速、颅脑损伤、颅内占位性病变、慢性阻塞性肺疾病患者禁用( )
95. 酒精、镇静剂、镇痛药、阿片类或神经类药物急性中毒患者禁用( )
96. 支气管哮喘、呼吸抑制、呼吸道梗阻患者禁用( )
97. 多痰患者、婴幼儿、未成熟新生儿禁用( )

A. 利多卡因 B. 索他洛尔
C. 美托洛尔 D. 硝酸甘油
E. 维拉帕米

98. 属于钠通道阻滞剂的抗心律失常药是( )

99. 属于钙通道阻滞剂的抗心律失常药是（　　）
100. 属于延长动作电位时程的抗心律失常药是（　　）

三、C 型题（综合分析选择题。3 道大题共 10 小题，每题 1 分。每题的备选答案中只有一个最佳答案）

患者，女，56 岁，血清总胆固醇和低密度脂蛋白胆固醇异常，初诊医师建议首先改变生活方式（控制饮食、增加运动）。一个月后复查血脂水平仍未达标，医师处方辛伐他汀片 20mg/d 治疗。

101. 该患者服用辛伐他汀片的适宜时间是（　　）
　　A. 早上　　　　　　　　　B. 上午
　　C. 中午　　　　　　　　　D. 下午
　　E. 晚上

102. 若采用强化治疗，辛伐他汀片的最大日剂量是（　　）
　　A. 20mg　　　　　　　　　B. 40mg
　　C. 80mg　　　　　　　　　D. 100mg
　　E. 120mg

103. 服药期间应监测血生化指标，其中超过正常值上限 10 倍，应立即停药的指标是（　　）
　　A. Hcy　　　　　　　　　 B. Cr
　　C. CK　　　　　　　　　　D. BUN
　　E. TBiL

药师在急诊药房值班时，接听病房咨询电话，得知一新入院耐甲氧西林金黄葡萄球菌肺部感染的 7 岁儿童患者，出现高热、肺纹加重，患儿肾功能正常。欲静脉滴注万古霉素。

104. 关于万古霉素的儿童日剂量，正确的是（　　）
　　A. 5mg/kg　　　　　　　　B. 15mg/kg
　　C. 40mg/kg　　　　　　　 D. 60mg/kg
　　E. 80mg/kg

105. 万古霉素每次静脉滴注时间控制在（　　）
　　A. 10~15 分钟　　　　　　B. 15~20 分钟
　　C. 20~30 分钟　　　　　　D. 30~60 分钟
　　E. 60 分钟以上

106. 患者可能发生与静脉滴注速度有关的不良反应是（　　）
　　A. 高血压危象
　　B. 血糖异常
　　C. 急性肝衰竭
　　D. 红人综合征
　　E. 出血

患者，男性，55岁，体重75kg，近5年来多饮、多尿，入院治疗，诊断为"2型糖尿病"。查体：体温36.5℃，血压147/84mmHg，脉搏85次/分，呼吸频率19次/分，BMI 27.54kg/m²，腰围102cm，腹围105cm，糖化血红蛋白8.1%，空腹血糖8.71mmol/L，餐后2小时血糖14.08mmol/L。既往有用胰岛素治疗史。治疗用药：阿卡波糖50mg，口服，3次/日；瑞格列奈片1mg，口服，3次/日；二甲双胍片0.5g，口服，3次/日；甲钴胺注射液0.5mg，静脉滴注，1次/日；前列地尔注射液20μg，静脉滴注，1次/日。

107. 下列选项中，2型糖尿病患者首选的治疗药物是（　　）
    A. 二甲双胍　　　　　　　　B. 罗格列酮
    C. 瑞格列奈　　　　　　　　D. 阿卡波糖
    E. 格列齐特

108. 该患者使用的降糖药物作用特点不包括（　　）
    A. 抑制肠道内葡萄糖的吸收　　B. 增加基础状态下糖的无氧酵解
    C. 减少糖原生成和减少肝糖输出　D. 提高肠道内葡萄糖的吸收
    E. 增加胰岛素受体的结合和受体后作用，改善对胰岛素的敏感性

109. 下列选项中，关于口服降糖药物的相互作用，叙述不正确的是（　　）
    A. 二甲双胍不可降低空腹血糖
    B. 瑞格列奈与二甲双胍有协同作用
    C. 瑞格列奈的降糖作用呈血糖依赖性
    D. 阿卡波糖应在餐前或就餐时与最初几口食物同服
    E. 多数患者开始使用时容易出现对二甲双胍的不耐受性

110. 下列选项中，与瑞格列奈无药物相互作用的药物是（　　）
    A. 利福平　　　　　　　　　B. 克拉霉素
    C. 伊曲康唑　　　　　　　　D. 甲氧苄啶
    E. 氢氯噻嗪

四、X型题（多项选择题。共10题，每题1分。每题的备选答案中有2个或2个以上正确答案，少选或多选均不得分）

111. 属于阿司匹林禁忌证的有（　　）
    A. 急性心肌梗死　　　　　　B. 上消化道出血
    C. 血友病　　　　　　　　　D. 血小板减少
    E. 退行性骨关节炎

112. 治疗非典型失神、失张力和强直发作的首选药物是（　　）
    A. 丙戊酸钠　　　　　　　　B. 氯巴占
    C. 拉莫三嗪　　　　　　　　D. 托吡酯
    E. 氯硝西泮

113. 属于雌激素受体调节剂的药物有（　　）
    A. 雌三醇
    B. 依降钙素

C. 甲羟孕酮
D. 雷洛昔芬
E. 依普黄酮

114. 氟喹诺酮类药具有的特点有（   ）
    A. 抗菌谱广
    B. 体内分布广
    C. 血浆半衰期较长，可减少服药次数
    D. 抗菌活性与药物浓度密切相关
    E. 不良反应大多程度较轻，患者易耐受

115. 丙硫氧嘧啶的临床适应证有（   ）
    A. 甲亢的内科治疗　　　　　B. 甲状腺危象的治疗
    C. 黏液性水肿的治疗　　　　D. 甲状腺手术前准备
    E. 先天性甲状腺功能减退症（呆小症）的替代治疗

116. 博来霉素的常见不良反应有（   ）
    A. 食欲减退　　　　　　　　B. 口内炎
    C. 间质性肺炎　　　　　　　D. 白细胞计数减少
    E. 过敏性休克

117. 可能导致再生障碍性贫血的抗菌药有（   ）
    A. 青霉素　　　　　　　　　B. 氯霉素
    C. 甲砜霉素　　　　　　　　D. 头孢呋辛
    E. 红霉素

118. 禁用乳果糖作为泻药的患者有（   ）
    A. 乳酸血症患者　　　　　　B. 尿毒症患者
    C. 糖尿病酸中毒患者　　　　D. 消化道出血患者
    E. 中毒性肠炎患者

119. 下列抗菌药物中，属于浓度依赖型药物的有（   ）
    A. 青霉素类　　　　　　　　B. 头孢菌素
    C. 克拉霉素　　　　　　　　D. 红霉素
    E. 阿奇霉素

120. 镇痛药常见的典型不良反应为（   ）
    A. 呼吸抑制　　　　　　　　B. 支气管痉挛
    C. 瞳孔缩小　　　　　　　　D. 黄视
    E. 视觉异常或复视

模拟试卷（二）参考答案及解析

一、A 型题

1.【试题答案】   A

【试题解析】本题考查要点是"肾上腺糖皮质激素的药物相互作用"。苯巴比妥、苯妥英钠、卡马西平、利福平等肝药酶诱导剂可加快糖皮质激素代谢。因此，本题正确答案为A。

2.【试题答案】　A

【试题解析】本题考查要点是"其他β-内酰胺类抗菌药物的典型不良反应"。其他β-内酰胺类抗菌药物的典型不良反应中，常见皮疹、荨麻疹、瘙痒、过敏性休克。少见嗜酸粒细胞增多、中性粒细胞减少、肝脏氨基转移酶ALT及AST升高等；可出现血尿素氮、血清肌酐升高。因此，本题的正确答案为A。

3.【试题答案】　E

【试题解析】本题考查要点是"抗心律失常药品的不良反应"。胺碘酮可引起肺毒性（发生率15%~20%），起病隐匿，最短见于用药后一周，多在连续应用3~12个月后出现。最早表现为咳嗽，但病情发展时可出现发热和呼吸困难，表现为急性肺炎（2%~5%），长期治疗发病率会更高。此外，服药者常发生显著的光过敏（20%），最终一些患者日光暴露部位皮肤呈蓝—灰色变（<10%），严重影响美观。因此，本题的正确答案为E。

4.【试题答案】　C

【试题解析】本题考查要点是"服用双氯芬酸的注意事项"。服用双氯芬酸的注意事项包括：①可增加胃肠道出血的风险并导致水钠潴留，血压升高。②轻度肾功能不全者可使用最小有效剂量并密切监测肾功能及水钠潴留情况。③本品有使肝脏氨基转移酶ALT及AST升高的倾向，故使用期间应监测肝功能。④妊娠及哺乳期妇女避免使用。⑤胃肠道溃疡史者避免使用。有心功能不全病史、肝肾功能损伤和老年患者及服用利尿剂或任何原因细胞外液丢失的患者慎用。⑥有眩晕史或其他中枢神经疾病史的患者服用本品期间禁止驾车或操作器械。⑦长期用药应定期检查血象、血压以及肝肾功能。因此，本题的正确答案为C。

5.【试题答案】　B

【试题解析】①急性心肌梗死患者应尽早开始，争取发病12小时内开始治疗。②由于本品输注后可产生抗体，在5天~1年内重复给药，其疗效可能降低，故一年内不宜重复给药。因此，本题的正确答案为B。

6.【试题答案】　B

【试题解析】本题考查要点是"镇咳药与祛痰药的联合用药"。对痰液较多的咳嗽应以祛痰为主，不宜单纯使用镇咳药，应与祛痰剂合用，以利于痰液排出和加强镇咳效果。对呼吸道伴有大量痰液而阻塞呼吸道，引起气急、窒息者，可及时应用司坦类黏液调节剂如羧甲司坦或祛痰剂如氨溴索，以降低痰液易于排出。因此，本题的正确答案为B。

7.【试题答案】　C

【试题解析】本题考查要点是"药物的用法"。乳酸菌素片用于肠内异常发酵、消化不良、肠炎和儿童腹泻。本类药宜餐前或餐食服用，避免餐后使用。口服（嚼服）成人一次1.2~2.4g（按乳酸菌素计），一日3次。儿童一次0.4~0.8g（按乳酸菌素计），一日3次。因此，本题的正确答案为C。

8. 【试题答案】　D

【试题解析】本题考查要点是"多柔比星与其他药物的相互作用"。多柔比星与柔红霉素、长春新碱和放线菌素D呈现交叉耐药性；与甲氨蝶呤、氟尿嘧啶、阿糖胞苷、氮芥、丝裂霉素、博来霉素、环磷酰胺以及亚硝脲等则不呈现交叉耐药性；且与环磷酰胺、氟尿嘧啶、甲氨蝶呤、达卡巴嗪、顺铂、亚硝脲类药物合用，具有良好的协同作用。因此，本题的正确答案为D。

9. 【试题答案】　A

【试题解析】本题考查要点是"平喘药的作用特点"。$β_2$受体激动剂是控制哮喘急性发作的首选药。对哮喘急性发作宜选用短效药，短效$β_2$受体激动剂通常在数分钟内起效，适用于迅速缓解轻、中度哮喘急性症状，也可用于运动性哮喘。$β_2$受体激动剂首选吸入给药，包括定量气雾剂吸入、干粉吸入、持续雾化吸入，药物吸入气道后直接作用于呼吸道，局部浓度高且起效迅速，只需较小剂量，全身性不良反应较少。因此，本题的正确答案为A。

10. 【试题答案】　C

【试题解析】本题考查要点是"酮康唑的临床应用"。酮康唑为广谱抗真菌药，对多种表浅部和深部真菌均显示活性。其临床可用于多种表浅部和深部真菌感染，如皮肤真菌感染、指甲癣、阴道白色念珠菌病、胃肠霉菌感染等，以及白色念珠菌等引起的全身感染。此外，本品还可用于雄激素依赖性前列腺癌的骨痛。因此，本题的正确答案为C。

11. 【试题答案】　E

【试题解析】本题考查要点是"其他β-内酰胺类抗菌药物的分类"。属于其他β-内酰胺类抗菌药物的有：①头霉素类，亦有将其列入第二代头孢菌素者，但头霉素类对大多数超广谱β-内酰胺酶稳定，且对拟杆菌属等厌氧菌具有抗菌活性。主要品种有头孢西丁、头孢美唑。②碳青霉烯类，具有抗菌谱广、抗菌活性强和对β-内酰胺酶高度稳定的特点，主要品种为亚胺培南、美罗培南、帕尼培南、厄他培南等。这类药物常与可减轻其肾毒性的药物如西司他丁或倍他米隆，制成复方制剂应用。③单酰胺菌素类，代表品种为氨曲南，仅对需氧革兰阴性菌具有良好抗菌活性，不良反应少，与其他β-内酰胺类药物交叉过敏少。④氧头孢烯类，代表品种为拉氧头孢和氟氧头孢等。因此，本题的正确答案为E。

12. 【试题答案】　E

【试题解析】本题考查要点是"氢氯噻嗪的注意事项"。氢氯噻嗪在以下情况时慎用：糖尿病、高尿酸血症或痛风、高钙血症、低钠血症、系统性红斑狼疮、胰腺炎、交感神经切除者、婴儿黄疸、哺乳期妇女。因此，本题的正确答案为E。

13. 【试题答案】　C

【试题解析】本题考查要点是"抗前列腺增生症药的典型不良反应"。5α还原酶抑制剂有非那雄胺、度他雄胺和依立雄胺。典型不良反应可引起性欲减退（6.4%）、阳痿

(8.1%)、射精障碍（0.8%）、射精量减少（3.7%）等，发生率高于安慰剂。此外，还有睾丸疼痛的报道。因此，本题的正确答案为C。

14.【试题答案】 D

【试题解析】本题考查要点是"泻药与止泻药的种类"。选项A的"硫酸镁"属于容积性泻药，容积性泻药通过增加大便量，刺激肠蠕动，从而缓解便秘症状；对于以粪便干结为主要症状的患者效果较好，但是一般需要连续用药几天才能发挥作用。硫酸镁口服吸收少（20%），在肠内形成一定的渗透压，使肠内保有大量的水分，刺激肠蠕动而产生导泻作用。硫酸镁适合需快速清洁肠道的患者，偶尔使用效果比较好，防止滥用。所以，选项A不符合题意。选项B的"乳果糖"系人工合成的不吸收性双糖，具有双糖的渗透活性，可使水、电解质保留在肠腔而产生高渗效果，故是一种渗透性泻药，因为无肠道刺激性，可用于治疗慢性功能性便秘。所以选项B不符合题意。选项C的"比沙可啶"属于刺激性泻药，口服后仅少量被吸收，未吸收的药物随粪便排出。药物在肠道内对肠壁有较强的刺激作用，引起广泛性结肠蠕动，产生反射性排便。所以选项C不符合题意。选项E的"甘油"属于润滑性泻药。所以选项E不符合题意。选项D的"地芬诺酯"为人工合成的具有止泻作用的阿片生物碱，有较弱的阿片样作用，但无镇痛作用，现已代替阿片制剂成为应用广泛的非特异性止泻药。所以选项D符合题意。因此，本题的正确答案为D。

15.【试题答案】 A

【试题解析】本题考查要点是"链霉素的适应证"。链霉素单用于治疗土拉菌病，或与其他抗菌药物联合用于鼠疫、腹股沟肉芽肿、布鲁菌病、鼠咬热等的治疗。所以，选项A符合题意。选项B的"奈替米星"抗菌谱与庆大霉素相似，对肠杆菌科大多数细菌均具强大抗菌活性，对葡萄球菌和其他革兰阳性球菌的作用也强于其他氨基糖苷类抗生素。选项C的"异帕米星"主要用于敏感所致的外伤或烧伤创口感染、肺炎、支气管炎、肾盂肾炎、膀胱炎、腹膜炎及败血症等。选项D的"阿米卡星"是抗菌谱广的氨基糖苷类抗生素，对革兰阴性杆菌和金黄色葡萄球菌作用强，抗菌活性较庆大霉素略低。选项E的"庆大霉素"是治疗各种革兰阴性杆菌的主要药物，尤其是对沙雷菌属，为氨基糖苷类中的首选药。因此，本题的正确答案为A。

16.【试题答案】 B

【试题解析】本考查要点是"泻药的禁忌证"。泻药的禁忌证包括：①急腹症、肠道失血、妊娠及经期妇女禁用硫酸镁。②甘油禁用于糖尿病患者，颅内活动性出血患者，头痛、呕吐患者，完全无尿者，严重脱水者，急性肺水肿或即将发生急性肺水肿者，严重心力衰竭者。③不明原因的腹痛、阑尾炎、胃肠道梗阻、乳酸血症、尿毒症和糖尿病酸中毒患者均禁用乳果糖。④聚乙二醇4000禁用于未确诊的腹痛、炎症性器质性肠病（溃疡性结肠炎、克罗恩病）、肠梗阻、肠穿孔、胃潴留、消化道出血、中毒性肠炎、中毒性巨结肠和肠扭转者。⑤充血性心力衰竭和高血压、粪块阻塞者、婴儿和哺乳期妇女禁用酚酞。⑥有乳酸血症患者禁用乳果糖。因此，根据第⑤点可知，选项B符合题意。因此，本题的正确答案为B。

17. 【试题答案】　A

【试题解析】　本题考查要点是"解热、镇痛、抗炎药的药理作用与临床评价"。大部分NSAID可透过胎盘屏障，并由乳汁中分泌，对胎儿或新生儿产生严重影响，因此禁用于妊娠及哺乳期妇女。12岁以下儿童禁用尼美舒利。因此，本题的正确答案为A。

18. 【试题答案】　B

【试题解析】　本题考查要点是"呋喃妥因的作用特点"。呋喃妥因对肠球菌属、多数大肠埃希菌作用强，产气肠杆菌、阴沟肠杆菌、变形杆菌属、克雷伯菌属等肠杆菌科细菌的部分菌株对呋喃妥因敏感，铜绿假单胞菌通常对其耐药。因此，本题的正确答案为B。

19. 【试题答案】　E

【试题解析】　本题考查要点是"根据药效动力学（PK）/药代动力学（PD）参数制定合理给药方案"。选项A中，多肽类药属于时间依赖型抗菌药物，给药原则一般应按每日分次给药，使T>MIC%达到40%以上，从而达到满意的杀菌效果。选项B，依据药效动力学（PK）/药代动力学（PD）参数，青霉素类药基本属于时间依赖型抗菌药物，具有时间依赖性且血浆半衰期较短，几乎无抗生素后效应和首剂现象，其抗菌活性与细菌接触药物的时间长短密切相关，而与血浆峰浓度关系较小。选项C，头孢菌素类药与青霉素类同属时间依赖型抗菌药物，除部分血浆半衰期较长的品种外，给药原则一般应按每日分次给药，使T>MIC%达到40%以上，从而达到满意的杀菌效果。选项D，林可霉素类药属于时间依赖型抗菌药物，给药原则一般应按每日分次给药，使T>MIC%达到40%以上，从而达到满意的杀菌效果。选项E，氨基糖苷类药物属浓度依赖型抗菌药物，其用药目标是使血浆峰浓度/MIC≥10~12.5或AUC/MIC≥125，集中日剂量一次给药，尽量减少给药次数，达到满意杀菌效果的同时降低不良反应。因此，本题的正确答案为E。

20. 【试题答案】　D

【试题解析】　本题考查要点是"抗病毒药的分类"。目前临床常用的抗病毒药主要有：①广谱抗病毒药（利巴韦林、干扰素）。②抗流感病毒药（奥司他韦等）。③抗疱疹病毒药（阿昔洛韦、喷昔洛韦、更昔洛韦等）。④抗乙型肝炎病毒药（拉米夫定、阿德福韦、恩替卡韦等）。⑤抗HIV药（齐多夫定、拉米夫定、扎西他滨、奈韦拉平、沙奎那韦、利托那韦等）。所以，选项D符合题意。选项A属于广谱抗病毒药，选项B属于抗流感病毒药，选项C属于抗乙型肝炎病毒药，选项E属于抗HIV药。因此，本题的正确答案为D。

21. 【试题答案】　A

【试题解析】　本题考查要点是"降压眼压药的作用特点"。拟M胆碱药的毛果芸香碱具有缩小瞳孔和降低眼压作用，对于闭角型青光眼，瞳孔缩小可以拉紧虹膜，使周边的虹膜从前壁拉开，从而使前房角开放而降低眼压。对于开角型青光眼，缩瞳剂通过收缩睫状肌而引起小梁网眼张开，促使房水外流管道开放，增加房水外流，从而降低眼压。所以，选项A符合题意。选项B的"卡替洛尔"、选项C的"美替洛尔"和选项D的"倍他洛尔"均属于β受体阻断剂，眼部滴用β受体阻断剂可通过阻断β受体，减少房水的生成，促进房水引流和排出，具有强大、持续的降低眼压作用，有效地控制眼压。选项E的"拉坦前列素"

属于前列腺素类似物,前列腺素类似物通过松弛睫状肌,增宽肌间隙,增加房水的葡萄巩膜通路外流和引流而降低眼压,降低夜间的眼压作用强,尤其是对其他降低眼压药不能耐受或效果不佳的患者。拉坦前列素、曲伏前列素、比马前列素是前列腺素类似物,可以降低高眼压症或开角型青光眼患者的眼压,作用比β受体阻断剂要强,且用药次数少,应用方便。因此,本题的正确答案为A。

22.【试题答案】　B

【试题解析】治疗巨幼细胞贫血,在起始48小时监测血钾水平,以防止低钾血症。因此,本题的正确答案为B。

23.【试题答案】　C

【试题解析】本题考查要点是"氯喹、哌喹、伯氨喹的典型不良反应"。氯喹、哌喹、伯氨喹的典型不良反应常见有头晕、头痛、耳鸣、眩晕、失眠、精神错乱、面部和唇周麻木,当奎宁或氯喹日剂量超过1g/d时,可致"金鸡纳"反应。感官系统可见视野缩小、角膜及视网膜变性等。因此,本题的正确答案为C。

24.【试题答案】　E

【试题解析】本题考查要点是"雌二醇的适应证"。雌二醇用于卵巢功能不全或卵巢激素不足引起的各种症状,主要是功能性子宫出血、原发性闭经、绝经期综合征以及前列腺癌等。因此,本题的正确答案为E。

25.【试题答案】　B

【试题解析】本题考查要点是"利多卡因的临床应用"。利多卡因临床主要用于治疗和预防室性心律失常,对各种原因引起的室性期前收缩、阵发性室性心动过速及心室颤动等均有效,特别是对急性心肌梗死引起的室性心律失常为首选药。利多卡因属于Ⅰb类抗心律失常药,对短动作电位时程的心房肌无效,因此仅用于室性心律失常,其对室上性心律失常基本无效。因此,本题的正确答案为B。

26.【试题答案】　A

【试题解析】本题考查要点是"抗血小板药的作用机制分类"。抗血小板药可抑制血小板聚集,从而抑制血栓形成,是防治动脉血栓性疾病的重要药物。按其作用机制可分为:①环氧酶抑制剂:代表药为阿司匹林。②二磷酸腺苷的受体P2Y12阻断剂:目前,临床使用的P2Y12阻断剂有噻氯匹定、氯吡格雷、阿那格雷、普拉格雷、依诺格雷、替格雷洛和坎格雷洛。③整合素受体阻断剂(血小板膜糖蛋白受体阻断剂):目前临床上应用的血小板膜糖蛋白受体阻断剂可分为3类:单克隆抗体如阿昔单抗;非肽类抑制剂有替罗非班、拉米非班;合成肽类抑制剂如依替非巴肽等。④磷酸二酯酶抑制剂:双嘧达莫仅作为辅助抗血小板药,价格较便宜,常与阿司匹林联合应用。⑤血小板腺苷环化酶刺激剂:药物有肌苷、前列环素、依洛前列素和西卡前列素。⑥血栓烷合成酶抑制剂:代表药物奥扎格雷钠。因此,本题的正确答案为A。

27.【试题答案】　B

【试题解析】本题考查要点是"避孕药的相互作用"。长期合用利福平能使口服避孕药的主要成分炔诺酮和炔雌醇的代谢加快,血液中的药物浓度降低而导致避孕失败。所以,选项 B 符合题意。氨苄西林、四环素、复方磺胺异噁唑、氯霉素等广谱抗菌药物的长期应用阻断了避孕药的肠肝循环,使血液中避孕药浓度下降而达不到避孕效果。因此,本题的正确答案为 B。

28. 【试题答案】 B

【试题解析】本题考查要点是"胆固醇吸收抑制剂"。胆固醇吸收抑制剂依折麦布是唯一被批准用于临床的选择性胆固醇吸收抑制剂。其选择性抑制位于小肠黏膜刷状缘的胆固醇转运蛋白(NPC1L1)的活性,有效减少肠道内胆固醇的吸收,降低血浆胆固醇水平以及肝脏胆固醇储量。因此,本题的正确答案为 B。

29. 【试题答案】 C

【试题解析】本题考查要点是"柔红霉素药物相互作用"。柔红霉素可能与多柔比星存在交叉耐药性,但与阿糖胞苷、甲氨蝶呤、环磷酰胺和亚硝脲类药物无交叉耐药性。因此,本题的正确答案为 C。

30. 【试题答案】 E

【试题解析】本题考查要点是"镇痛药的用药监护"。长期使用阿片类镇痛药可致生理或心理依赖性,突然停药可出现戒断症状。双相类药如布托啡诺、喷他佐辛等症状较轻,可待因、右丙氧芬等较难成瘾,强阿片类包括哌替啶、芬太尼等成瘾性较常见。因此,本题的正确答案为 E。

31. 【试题答案】 C

【试题解析】本题考查要点是"多巴胺受体阻断剂的代表药物"。多巴胺受体阻断剂的代表药是甲氧氯普胺,其为多巴胺 D_2 受体阻断剂,对 $5-HT_3$ 受体亦有轻度抑制作用,通过作用于延髓催吐化学感受区中的多巴胺受体,提高该感受区的感受阈值而发挥中枢性止吐作用。所以,选项 C 符合题意。选项 A、B、D 均属于 $5-HT_3$ 受体阻断剂。选项 E 属于神经激肽-1 受体阻断剂。因此,本题的正确答案为 C。

32. 【试题答案】 A

【试题解析】本题考查要点是"甲状腺素的主要作用"。甲状腺素主要作用为:①维持正常生长发育,甲状腺功能不足可引起呆小病(克汀病),患者身体矮小,肢体短粗,发育缓慢,智力低下。成人甲状腺功能不全时,则引起黏液性水肿。②促进代谢和增加产热。③提高交感肾上腺系统的感受性。因此,本题的正确答案为 A。

33. 【试题答案】 A

【试题解析】本题考查要点是"鱼精蛋白"。鱼精蛋白是碱性蛋白质,分子中含有强碱性基团,可特异性拮抗肝素的抗凝作用,有效地对抗肝素、低分子肝素过量引起的出血。因此,本题的正确答案为 A。

34. 【试题答案】 A

【试题解析】本题考查要点是"抗代谢抗肿瘤药的分类"。抗代谢抗肿瘤药根据药物主要干扰的生化步骤或所抑制的靶酶的不同进行分类。包括:①二氢叶酸还原酶抑制剂:包括甲氨蝶呤、培美曲塞。②胸腺核苷合成酶抑制剂：氟尿嘧啶、卡培他滨。③嘌呤核苷合成酶抑制剂：巯嘌呤、硫鸟嘌呤。④核苷酸还原酶抑制剂：羟基脲。⑤DNA多聚酶抑制剂：阿糖胞苷、吉西他滨。因此，本题的正确答案为A。

35. 【试题答案】　B

【试题解析】本题考查要点是"解热、镇痛、抗炎药的用药监护"。NSAID药均具有潜在的心血管不良事件风险，风险依次增加的是塞来昔布、布洛芬、美洛昔康、罗非昔布、双氯芬酸、吲哚美辛、依托度酸、依托考昔。除萘普生外，长期、大剂量服用NSAID与所致心血管事件风险密切相关，风险与剂量、疗程≥3个月者呈线性，昔布类药所致心脏的不良反应大于其他类NSAID。①伴有心脏病史者，可使NSAID致并发症的危险性的几率增加，应予慎用。②认真权衡利弊，尽量选择用最小的剂量和疗程。③动脉粥样硬化病变正在进展者服用COX抑制剂发生心血管事件的绝对风险显著升高。对此类患者应用选择性COX-2抑制剂应格外小心，只应用推荐的剂量、最短的疗程达到控制症状的目的。④首先选用对乙酰氨基酚（对血小板及凝血机制几无影响）或阿司匹林，不能奏效再用萘普生。发热需要采用NSAID类药时，应首选对乙酰氨基酚，并且在患者大量出汗时注意补充水分，预防脱水。⑤对创伤性剧痛和内脏平滑肌痉挛引起的疼痛（痛经除外）建议使用中枢神经系统镇痛药。对急性疼痛，建议联合使用对乙酰氨基酚与麻醉性镇痛药。因此，本题的正确答案为B。

36. 【试题答案】　A

【试题解析】本题考查要点是"抗代谢药的药物相互作用"。门冬酰胺酶能抑制蛋白质的合成，使细胞停止于G_1期，不能进入S期，从而降低其对甲氨蝶呤的敏感性，限制甲氨蝶呤的骨髓毒性。因此，本题的正确答案为A。

37. 【试题答案】　B

【试题解析】本题考查要点是"甲氨蝶呤的用药监护"。大剂量应用甲氨蝶呤后，可利用正常细胞（5～7天）与肿瘤细胞（7～10天）复苏时间差，用亚叶酸钙解救，可减轻本品所致的黏膜损害和骨髓抑制，同时又尽可能多地杀灭肿瘤细胞，提高化疗效果而减少不良反应。所以，选项B符合题意。为预防白血病和淋巴肿瘤患者出现尿酸性肾病，可给予降低尿酸药或排酸药（丙磺舒、苯溴马隆），但别嘌醇可增加本品的骨髓毒性。因此，本题的正确答案为B。

38. 【试题答案】　C

【试题解析】本题考查要点是"利福平与药物的相互作用"。糖皮质激素、盐皮质激素、抗凝血药、氨茶碱、茶碱、氯霉素、氯贝丁酯、环孢素、维拉帕米、普罗帕酮、甲氧苄啶、口服降血糖药、促皮质素、洋地黄苷类、丙吡胺等与利福平合用时，由于后者诱导肝微粒体酶活性，可使上述药品的药效减弱，因此除地高辛外，在用利福平前和疗程中上述药物需调整剂量。因此，本题的正确答案为C。

39. 【试题答案】　A

【试题解析】本题考查要点是"结核病的种类"。结核病是由于结核分枝杆菌感染所致的慢性传染性疾病，体内多种组织器官可发生结核分枝杆菌感染，其中以肺结核最常见，其次为结核性脑膜炎、肠结核、肾结核、骨结核等。因此,本题的正确答案为A。

40.【试题答案】 A

【试题解析】本题考查要点是"利福平的作用特点"。利福平对多种革兰阳性球菌,特别是耐药金黄色葡萄球菌具有强大抗菌作用,较高浓度时,对革兰阴性菌如大肠埃希菌、变形杆菌、流感杆菌等及沙眼衣原体和某些病毒也有抑制作用。因此,本题的正确答案为A。

二、B型题

41~45.【试题答案】 A、B、C、E、D

【试题解析】本组题考查要点是"泻药的禁忌证"。泻药的禁忌证包括:①急腹症、肠道失血、妊娠及经期妇女禁用硫酸镁。②甘油禁用于糖尿病患者,颅内活动性出血患者,头痛、呕吐患者,完全无尿者,严重脱水者,急性肺水肿或即将发生急性肺水肿者,严重心力衰竭者。③不明原因的腹痛、阑尾炎、胃肠道梗阻、乳酸血症、尿毒症和糖尿病酸中毒患者均禁用乳果糖。④聚乙二醇4000禁用于未确诊的腹痛、炎症性器质性肠病(溃疡性结肠炎、克罗恩病)、肠梗阻、肠穿孔、胃潴留、消化道出血、中毒性肠炎、中毒性巨结肠和肠扭转患者。⑤充血性心力衰竭和高血压、粪块阻塞者,婴儿和哺乳期妇女禁用酚酞。⑥有乳酸血症患者禁用乳果糖。

46~49.【试题答案】 C、D、E、E

【试题解析】本组题考查要点是"药物的给药时间"。根据不同药物选择合理的用药时间对增强药效和减少不良反应非常重要。一般情况下,饭前用药吸收好,作用快,如促消化药、胃黏膜保护药、降血糖药等。饭后用药吸收较差,作用慢,但有利于维生素B_2、螺内酯、苯妥英钠等药物吸收,减少一些药物对胃肠道黏膜的刺激、损伤,如阿司匹林、硫酸亚铁、抗酸药等。胰岛素宜饭前注射;催眠药宜在睡前服用。

50~51.【试题答案】 B、C

【试题解析】本组题考查要点是"头孢菌素类抗菌药物"。第三代头孢菌素对肠杆菌科细菌有良好抗菌作用,其中头孢他啶和头孢哌酮对铜绿假单胞菌及某些非发酵菌亦有较好作用。注射品种有头孢噻肟、头孢曲松、头孢他啶和头孢哌酮等。口服制剂有头孢克肟、头孢泊肟酯等。

第四代头孢菌素常用者为头孢吡肟,对肠杆菌科细菌和铜绿假单胞菌的活性与头孢他啶大致相仿;但对产AmpC酶的阴沟肠杆菌、产气肠杆菌、柠檬酸杆菌和沙雷菌属的作用优于头孢他啶等第三代头孢菌素。

52~53.【试题答案】 B、A

【试题解析】肝素与低分子肝素对凝血的各环节均有作用,起效迅速,体内外均有抗凝作用,可防止急性血栓形成而成为对抗血栓的首选。主要药品有依诺肝素、那屈肝素、替他肝素、达肝素。肝素用药过量可出现自发性出血,表现为各种黏膜出血、齿龈出血、肾出血、卵巢出血、腹膜后出血、肾上腺出血、月经量增多、关节积血和伤口出血等;皮肤常见瘀斑。钙通道阻滞剂(CCB)是一类选择性阻滞钙通道、抑制细胞外Ca^{2+}内流、降低细胞

内 Ca^{2+} 浓度的药物。CCB 具有很强的血管选择性，CCB 中的硝苯地平、氨氯地平、非洛地平和拉西地平用于冠心病和高血压的治疗。不良反应有心功能不全、低血压、面部潮红、头痛、下肢及踝部水肿、牙龈增生等。

54~56.【试题答案】　A、E、C

羟甲基戊二酰辅酶 A 还原酶抑制剂简称他汀类药，其与羟甲基戊二酰辅酶 A 的结构相似，且对羟甲基戊二酰辅酶 A 还原酶（HMG-CoA 还原酶）的亲和力更大，对该酶产生竞争性的抑制作用，结果使血总胆固醇（TC）、低密度脂蛋白（LDL-ch）和载脂蛋白（Apo）B 水平降低，对动脉粥样硬化和冠心病的防治产生作用。瑞舒伐他汀用于混合型血脂异常症、原发性高胆固醇血症、纯合子家族性高胆固醇血症。贝丁酸类药是降低 TG 为主要治疗目标时的首选药。目前用于临床的有吉非贝齐、非诺贝特、苯扎贝特、环丙贝特。烟酸类可用于高三酰甘油血症、高胆固醇血症及混合型高脂血症，也可用于心肌梗死。除纯合子家族性高胆固醇血症及 I 型高乳糜微粒血症以外的其他类型的血脂异常，包括 II 型原发性高胆固醇血症、高三酰甘油血症和混合型高脂血症，烟酸可作为单一或辅助治疗用药，主要药品有阿昔莫司。

57~61.【试题答案】　D、A、E、B、C

【试题解析】本组题考查要点是"药物相互作用"。苯巴比妥与口服抗凝药合用，使抗凝药的代谢加快而失效；利福平可促进雌激素的代谢或减少其肠肝循环，降低口服避孕药的作用，导致月经不规则，月经间期出血和计划外妊娠。所以，患者服用利福平时，应改用其他避孕方法；氟他胺与抗凝血药如华法林、新双香豆素等联合应用，可见凝血酶原时间延长，增加出血倾向；甲地孕酮与利福平、苯巴比妥、氨苄西林及吡唑酮类镇痛药（保泰松）等合用，可产生肝微粒体酶效应，加速甲地孕酮在体内的代谢，导致子宫内膜突破性出血；丙磺舒与水杨酸盐和阿司匹林合用时，可抑制丙磺舒的排酸作用。

62~66.【试题答案】　C、E、B、A、D

【试题解析】本组题考查要点是"药物的临床应用"。尿激酶用于血栓栓塞性疾病的溶栓治疗，包括急性广泛性肺栓塞、胸痛 6~12 小时内的冠状动脉栓塞和心肌梗死、症状短于 3~6 小时的急性期脑血管栓塞、视网膜动脉栓塞和其他外周动脉栓塞症状严重的髂-股静脉血栓形成者；人工心瓣手术后预防血栓形成。

氨基己酸用于预防及治疗急性或慢性、局限性或全身性原发性纤维蛋白溶解亢进所致的各种出血。包括：①前列腺、尿道、肺、脑、子宫、肾上腺、甲状腺、肝等富有纤溶酶原激活物脏器的外伤或手术出血。②用作组织型纤溶酶原激活物、链激酶及尿激酶的拮抗物，上述药物过量时用于止血。③弥散性血管内凝血（DIC）晚期，以防继发性纤溶亢进症。④可作为血友病患者拔牙或口腔手术后出血或月经过多的辅助治疗。⑤用于上消化道出血、咯血、原发性血小板减少性紫癜和白血病等各种出血的对症治疗，对一般慢性渗血效果显著。

肝素用于防治血栓形成或栓塞性疾病（如心肌梗死、血栓性静脉炎、肺栓塞等），各种原因引起的弥散性血管内凝血，血液透析、体外循环、导管检查手术、介入治疗时的血栓形成，以及某些血液标本或器械的抗凝处理。

叶酸用于各种原因引起的叶酸缺乏及由叶酸缺乏所致的巨幼红细胞性贫血；小剂量用于妊娠期妇女预防胎儿神经管畸形。

维生素 K_1 用于维生素 K_1 缺乏引起的出血，如梗阻性黄疸、胆瘘、慢性腹泻等所致出血，香豆素类、水杨酸类等所致的低凝血酶原血症，新生儿出血以及长期应用广谱抗生素所致的体内维生素 K_1 缺乏。

67~68.【试题答案】 B、D

【试题解析】本组题考查要点是"镇静与催眠药的药理作用与临床评价"。巴比妥类引起中枢神经系统非特异性抑制作用，作用于中枢神经的不同部位，使之从兴奋转向抑制，出现镇静、催眠和基础代谢率降低。中等剂量可起麻醉作用，大剂量时出现昏迷，甚至死亡。巴比妥类药物口服后容易从胃肠道吸收，其钠盐的水溶液经肌内注射也易被吸收。吸收后分布至全身组织，其中脑和肝脏内浓度较高。药物进入脑组织的快慢取决于药物的脂溶性，脂溶性高的药物出现中枢抑制作用快，如异戊巴比妥。

非苯二氮䓬结构的杂环类镇静催眠药有环吡咯酮类如佐匹克隆，其异构体有艾司佐匹克隆，作用于 γ-氨基丁酸（GABA）受体，具有镇静催眠、抗焦虑、肌肉松弛和抗惊厥等作用。佐匹克隆口服后吸收迅速，生物利用度约80%，血浆蛋白结合率低，重复给药无蓄积作用，以代谢产物形式主要经由肾脏排泄。

69~71.【试题答案】 A、B、E

【试题解析】本组题考查要点是"抗癫痫药的药理作用与临床评价"。二苯并氮䓬类抗癫痫机制为阻滞电压依赖性的钠通道，抑制突触后神经元高频动作电位的发放，以及通过阻断突触前 Na^+ 通道与动作电位发放，阻断神经递质释放，从而调节神经兴奋性，达到抗惊厥作用。代表药有卡马西平、奥卡西平。

乙内酰脲类通过减少钠离子内流而使神经细胞膜稳定，限制 Na^+ 通道介导的发作性放电的扩散。代表药苯妥英钠。

苯二氮䓬类其作用机制可能与促进中枢神经性神经递质 γ-氨基丁酸（GABA）的释放或突触的传递有关。半衰期中等或短的氯硝西泮、劳拉西泮、阿普唑仑等连续应用时，一般无活性代谢产物，药物后继作用小，数天内即可达稳态。

72~75.【试题答案】 C、E、A、B

【试题解析】本组题考查要点是"抗肿瘤药物的临床应用"。氟他胺是抗雄激素类药的代表药。该药是一种非甾体的雄激素拮抗剂，适用于晚期前列腺癌患者。

高三尖杉酯碱用于治疗急性非淋巴细胞白血病、骨髓增生异常综合征、慢性粒细胞性白血病和真性红细胞增多症。

长春碱用于治疗何杰金病、淋巴细胞瘤、组织细胞性淋巴瘤、晚期蕈样真菌病、晚期睾丸肿瘤、Kaposi 肉瘤、组织细胞增生症、绒癌、乳腺癌、卵巢癌以及单核细胞白血病。

氟尿嘧啶用于治疗消化道肿瘤、绒毛膜上皮癌、乳腺癌、卵巢癌、肺癌、宫颈癌、膀胱癌及皮肤癌。

76~79.【试题答案】 A、B、B、D

【试题解析】本组题考查要点是"药物的不良反应"。螺内酯有性激素样副作用，由于其具有激素样结构,螺内酯可致男性乳腺发育、男性性功能障碍、性欲减低、多毛症及女性月经周期紊乱、乳房增大等。呋塞米具有耳毒性,还会引起恶心、呕吐,停药后消失,重者可出现胃肠出血。长期使用氢氯噻嗪,因其抑制胰岛素的分泌以及减少组织利用葡萄糖,可导致高血糖。

80~84【试题答案】 D、E、B、C、A

【试题解析】本组题考查要点是"抗寄生虫药的临床应用"。吡喹酮为广谱抗蠕虫药,对各种血吸虫、华支睾吸虫、肺吸虫、肝片吸虫、姜片虫、囊虫和绦虫均有杀灭活性,对眼囊虫也有较好的活性。

甲苯咪唑是治疗蛔虫病、蛲虫病、钩虫病和鞭虫病的首选药。它可以选择性地使虫体表皮或肠细胞中的微管消失;直接抑制虫体对葡萄糖的摄取,减少糖原量,减少 ATP 生成,使其无法生长、繁殖,最终导致虫体死亡。

甲硝唑对滴虫、阿米巴和兰氏贾第鞭毛虫等原虫,以及脆弱拟杆菌等厌氧菌具强大抗菌活性,为治疗肠道和肠外阿米巴病、阴道滴虫病的首选药;亦广泛用于各种厌氧菌感染。

阿苯达唑对蛔虫、蛲虫、钩虫、鞭虫、绦虫和粪类圆线虫感染均有驱虫作用,可作为蛲虫病首选药。

噻嘧啶对蛔虫、蛲虫和钩虫感染均有较好疗效,对鞭虫无效。

85~88.【试题答案】 A、C、B、D

【试题解析】本组题考查要点是"抗眼部细菌感染药的禁忌证"。抗眼部细菌感染药的禁忌证有:①对相应药物过敏者。②氟喹诺酮类药禁用于 18 岁以下的儿童及青少年;氯霉素类药禁用于早产儿、新生儿;氨基糖苷类药禁用于 8 岁以下儿童。③抗眼部细菌感染药不宜长期使用,以免诱发耐药菌株或真菌感染。④肝功能不全、哺乳期妇女禁用夫西地酸。⑤严重肝功能不全、胆道阻塞患者禁用利福平。⑥单纯疱疹性或溃疡性角膜炎患者禁用四环素可的松眼膏剂。

89~92.【试题答案】 A、B、C、D

【试题解析】本组题考查要点是"药物相互作用"。多柔比星与 β 受体阻断剂合用,可能增加心脏毒性;与可能致肝功损害的药物配伍使用,可增加肝毒性;与阿糖胞苷同用可导致坏死性结肠炎;与肝素、头孢菌素等同用易产生沉淀。

93~97.【试题答案】 A、B、C、D、E

【试题解析】本组题考查要点是"镇痛药的禁忌证"。镇痛药的禁忌证包括:①已知对吗啡过敏者、婴幼儿(缓、控释片)、未成熟新生儿、妊娠期及哺乳期妇女、临盆产妇以及呼吸抑制已显示发绀、颅内压增高和颅脑损伤、支气管哮喘、肺源性心脏病代偿失调、甲状腺功能减退、皮质功能不全、前列腺肥大、排尿困难及严重肝功能不全、休克尚未纠正前、麻痹性肠梗阻等患者禁用吗啡。②室上性心动过速、颅脑损伤、颅内占位性病变、慢性阻塞性肺疾病、严重肺功能不全患者禁用哌替啶。哌替啶严禁与单胺氧化酶抑制剂合用。③对曲马多及其赋形剂过敏者,妊娠期妇女,1 岁以下儿童,酒精、镇静剂、镇痛药、阿片类或神经类药物急性中毒患者,正在接受单胺氧化酶抑制剂治疗或过去 14 天内服用过此类药物的患者禁用曲马多。④支气管哮喘、呼吸抑制、呼吸道梗阻、对芬太尼特别敏感的患者及重症肌无力患者禁用芬太尼。⑤多痰患者、婴幼儿、未成熟新生儿及对可待因过敏患者禁用可待因。⑥呼吸抑制、颅脑损伤、麻痹性肠梗阻、急腹症、胃排空延迟、慢性阻塞性呼吸道疾病、肺源性心脏病、慢性支气管哮喘、高碳酸血症、中重度肝功能障碍、重度肾功能障碍、慢性便秘、使用单胺氧化酶抑制剂小于 2 周的患者及妊娠期妇女或哺乳期妇女、术前或术后 24 小时内患者禁用羟考酮。

98~100.【试题答案】 A、E、B

【试题解析】本组题考查要点是"抗心律失常药"。钠通道阻滞剂（第Ⅰ类），该类药又可以细分为三个亚类，属于Ⅰa类的奎尼丁、普鲁卡因胺，属于Ⅰb类的利多卡因、苯妥英钠和属于Ⅰc类的普罗帕酮和氟卡尼等。钙通道阻滞剂（第Ⅳ类），临床常用的有非二氢吡啶类钙通道阻滞剂维拉帕米和地尔硫䓬。延长动作电位时程药（第Ⅲ类），主要代表药有胺碘酮、索他洛尔和溴苄胺等。

三、C 型题

101.【试题答案】 E

【试题解析】本题考查要点是"调节血脂药"。提倡晚间服用他汀类药：①肝脏合成脂肪峰期多在夜间。②使药物血浆峰浓度与达峰时间（2~3 小时）与脂肪合成峰时同步。③他汀类药效应体现出相应的昼夜节律，夜间服用效果好。因此，本题的正确答案为 E。

102.【试题答案】 C

【试题解析】本题考查要点是"调节血脂药"。用于纯合子家族性高胆固醇血症，推荐一次 40mg，晚间顿服；或一日 80mg，分早晨 20mg、午间 20mg 和晚间 40mg 服用。因此，本题正确答案为 C。

103.【试题答案】 C

【试题解析】本题考查要点是"调节血脂药"。对于有弥散性的肌痛、肌软弱及 CK 升高至大于正常值 10 倍以上的情况应考虑为肌病，须立即停用辛伐他汀。因此，本题的正确答案为 C。

104.【试题答案】 C

【试题解析】万古霉素儿童一日总剂量 40mg/kg，分 3~4 次服用，连服 7~10 日，一日量不超过 2g。因此，本题的正确答案为 C。

105.【试题答案】 E

【试题解析】万古霉素配药方法：将 1 次量的药物先用 10mL 注射用水溶解，再用 100mL 或 100mL 以上的 0.9% 氯化钠或 5% 葡萄糖注射液稀释，滴注时间在 60 分钟以上。因此，本题的正确答案为 E。

106.【试题答案】 D

【试题解析】应用万古霉素可发生"红人综合征"，与静脉滴注有关的不良反应（包括低血压、脸红、红斑、荨麻疹及瘙痒）发作频率，可因合并用麻醉药而增加，使用麻醉药前60分钟滴注，可使这些不良反应减至最少。因此，本题的正确答案为D。

107.【试题答案】　A

【试题解析】　本题考查要点是"各类降糖药的作用机制及药物相互作用"。二甲双胍是2型糖尿病患者的一线治疗药，既可以降低空腹血糖，也可改善人体对胰岛素的敏感性，减轻患者重。但是多数患者开始使用时容易出现对二甲双胍的不耐受性，表现为腹泻和腹痛等。因此，本题的正确答案为A。

108.【试题答案】　D

【试题解析】　本题考查要点是"各类降糖药的作用特点"。双胍类降糖机制是增加基础状态下糖的无氧酵解；抑制肠道内葡萄糖的吸收；增加葡萄糖的外周利用；减少糖原生成和减少肝糖输出，增加胰岛素受体的结合和受体后作用，改善对胰岛素的敏感性。二甲双胍要避免与含碘造影剂、甲氧氯普胺、罗非昔布合用。所以，选项D的叙述是不正确的。因此，本题的正确答案为D。

109.【试题答案】　A

【试题解析】　本题考查要点是"各类降糖药物的相互作用"。二甲双胍是2型糖尿病患者的一线治疗药，既可以降低空腹血糖，也可改善人体对胰岛素的敏感性，减轻患者体重。但是多数患者开始使用时容易出现对二甲双胍的不耐受性，表现为腹泻和腹痛等。所以，选项A的叙述是不正确的。选项E的叙述是正确的。瑞格列奈与二甲双胍或α-葡萄糖苷酶抑制剂合用则有协同作用，但易出现低血糖，即服糖果或饮食葡萄糖水可缓解。所以，选项B的叙述是正确的。瑞格列奈和那格列奈降糖作用呈血糖依赖性，较少引起低血糖，建议餐前10~15分钟给药，可显著降低血浆峰浓度，减少低血糖风险。所以，选项C的叙述是正确的。阿卡波糖应于餐中整片（粒）吞服，若服药与进餐时间间隔过长，则疗效较差，甚至无效。用餐前即刻整片吞服或前几口食物一起咀嚼服用，剂量需个体化。所以，选项D的叙述是正确的。因此，本题的正确答案为A。

110.【试题答案】　E

【试题解析】　本题考查要点是"瑞格列奈药物的相互作用"。瑞格列奈应避免与吉非贝齐合用；瑞格列奈与环孢素、甲氧苄啶院、伊曲康唑、克拉霉素、利福平合用时应谨慎，及时调整瑞格列奈的剂量。那格列奈与利福平合用应谨慎。所以，选项E的"氢氯噻嗪"与瑞格列奈无药物相互作用。因此，本题的正确答案为E。

四、X型题

111.【试题答案】　BCD

【试题解析】　本题考查要点是"阿司匹林的禁忌"。消化道出血患者禁用阿司匹林；活动性消化性溃疡、严重血液系统异常、严重肝肾功能异常、严重心功能异常患者禁用洛索洛芬；有活动性溃疡、溃疡性结肠炎及其他上消化道疾病或病史者禁用吲哚美辛；活动性消化性溃疡出血者禁用双氯芬酸、萘丁美酮；胃溃疡、十二指肠溃疡、慢性胃病或有这类疼痛病史者禁用吡罗昔康；有活动性消化性溃疡及中度或严重肝损伤及严重肾功能不全者禁用尼美舒利；重度肝损伤患者禁用塞来昔布；血友病或血小板减少症患者禁用阿司匹林；癫痫、帕金森病及精神疾病患者使用吲哚美辛可加重病情；肛门炎者禁止直肠给予双氯芬酸；有心肌梗死病史或脑卒中病史者禁用塞来昔布。因此，本题的正确答案为BCD。

112. 【试题答案】 ACE

【试题解析】本题考查要点是"抗癫痫药的临床应用"。非典型失神、失张力和强直发作通常出现于儿童，表现为特定癫痫综合征，或与脑外伤或智力迟钝相关。丙戊酸钠、拉莫三嗪、氯硝西泮是首选药。偶有帮助的第二线药包括氯巴占、左乙拉西坦和托吡酯。因此，本题的正确答案为ACE。

113. 【试题答案】 DE

【试题解析】雷洛昔芬是选择性雌激素受体调节剂，对雌激素作用的组织有选择性的激动或拮抗活性。依普黄酮为7-异丙氧基异黄酮，是一种异黄酮衍生物。在动物和人体中均不具有雌激素对生殖系统的影响，但却能增加雌激素的活性，具有雌激素样的抗骨质疏松特性。因此，本题的正确答案为DE。

114. 【试题答案】 ABCDE

【试题解析】本题考查要点是"喹诺酮类药物的临床应用"。氟喹诺酮类药具有下列共同特点：①抗菌谱广，对需氧革兰阳、阴性菌均具良好抗菌作用，尤其对革兰阴性杆菌具强大抗菌活性。②体内分布广，在多数组织体液中药物浓度高于血浆浓度，可达有效抑菌或杀菌水平，同时可透过血-脑屏障，在治疗某些严重的感染性脑膜炎中有作用。③血浆半衰期较长，可减少服药次数，使用方便。④多数属于浓度依赖型抗菌药物，抗菌活性与药物浓度密切相关，浓度越高抗菌活性越强，可集中一日剂量分为1~2次给药，以利于血浆峰浓度/MIC>8~12倍。⑤给药途径，多数品种有口服及注射液，对于重症或不能口服用药患者可先静脉给药，病情好转后改为口服进行序贯治疗。⑥不良反应大多程度较轻，患者易耐受。⑦药物不受质粒传导耐药性的影响，与其他抗菌药物之间无交叉耐药性；但细菌耐药性趋势近年来十分严重，且不均衡，氟喹诺酮类药除泌尿系统外，不得作其他系统围术期预防性应用。因此，本题的正确答案为ABCDE。

115. 【试题答案】 ABD

【试题解析】本题考查要点是"丙硫氧嘧啶的适应证"。丙硫氧嘧啶的适应证：①甲亢的内科治疗，适用于轻症和不适宜手术或放射性碘治疗者，如儿童、青少年及手术后复发而不适于放射性碘治疗者，也可作为放射性碘治疗时的辅助治疗。②用于甲状腺危象的治疗，除应用大剂量碘剂和采取其他综合措施外，大剂量本品可作为辅助治疗以阻断T_4转化为T_3。③用于术前准备，为减少麻醉和术后并发症，防止术后发生甲状腺危象，术前应先服用本品使甲状腺功能恢复到正常或接近正常，然后术前2周左右加服碘剂。因此，本题的正确答案为ABD。

116. 【试题答案】 CD

【试题解析】本题考查要点是"丝裂霉素的不良反应"。博来霉素的不良反应常见间质性肺炎、白细胞计数减少；少见食欲减退、呕吐、厌食、口内炎、腹泻、皮疹、荨麻疹、发热伴红皮症；罕见过敏性休克。因此，本题的正确答案为CD。

117.【试题答案】 BC

【试题解析】本题考查要点是"酰胺醇类抗菌药物"。酰胺醇类抗菌药物包括氯霉素及甲砜霉素，但氯霉素可引起严重骨髓抑制、再生障碍性贫血及灰婴综合征等严重不良反应，使其在应用上受到很大限制。因此，本题正确答案为BC。

118.【试题答案】 ABC

【试题解析】本题考查要点是"泻药的禁忌证"。不明原因的腹痛、阑尾炎、胃肠道梗阻、乳酸血症、尿毒症和糖尿病酸中毒患者均禁用乳果糖。所以，选项A、B、C符合题意。选项D、E均属于禁用聚乙二醇4000作为泻药的情况。因此，本题的正确答案为ABC。

119.【试题答案】 CE

【试题解析】本题考查要点是"大环内酯类抗菌药物的用药监护"。大环内酯类如红霉素，属于时间依赖型抗菌药物，给药原则一般应按每日分次给药，使T>MIC%达到40%以上，从而达到满意的抗菌效果。克拉霉素、阿奇霉素等属于浓度依赖型抗菌药物，其用药目标是使血浆峰浓度/最小抑菌浓度≥10~12.5或AUC/MIC≥125，尽量减少给药次数，达到满意杀菌效果的同时降低不良反应。因此，本题的正确答案为CE。

120.【试题答案】 AB

【试题解析】本题考查要点是"镇痛药常见的典型不良反应"。镇痛药的典型不反应：常见呼吸抑制、支气管痉挛；少见瞳孔缩小、黄视；罕见视觉异常或复视。因此，本题的正确答案为AB。

药学专业知识（二）

临考冲刺模拟试卷（三）

一、A型题（最佳选择题。共40题，每题1分。每题的备选答案中只有一个最佳答案）

1. 青光眼常见于40岁以上的中、老年人，尤以老年妇女居多。以下用于治疗青光眼的常用药物不包含（　　）
   A. 氧氟沙星　　　　　　　　B. β受体阻断剂
   C. 受体激动剂　　　　　　　D. 前列腺素类似物
   E. 碳酸酐酶抑制剂

2. 易发生持续性干咳不良反应的药品是（　　）
   A. 氢氯噻嗪　　　　　　　　B. 硝苯地平
   C. 福辛普利　　　　　　　　D. 硝酸甘油
   E. 利血平

3. 大剂量长期服用可发生高钙血症、肾结石、胃酸反跳性增高、便秘的抗酸药是（　　）
   A. 氢氧化铝　　　　　　　　B. 三硅酸镁
   C. 碳酸钙　　　　　　　　　D. 铝碳酸镁
   E. 硫糖铝

4. 生理性的雌激素（主要指雌二醇）来源于卵泡内膜细胞和卵泡颗粒细胞。雌激素的受体分布不在以下哪项中（　　）
   A. 子宫　　　　　　　　　　B. 阴道
   C. 乳房　　　　　　　　　　D. 盆腔（韧带与结缔组织）
   E. 肾脏

5. 妊娠期高血压妇女宜选用的药品是（　　）
   A. 福辛普利　　　　　　　　B. 利血平
   C. 厄贝沙坦　　　　　　　　D. 阿利克仑
   E. 甲基多巴

6. 给药后易产生抗体，5天至1年内重复给药疗效可能下降，1年内不宜再次使用的溶栓药是（　　）
   A. 阿替普酶　　　　　　　　B. 瑞替普酶
   C. 尿激酶　　　　　　　　　D. 链激酶
   E. 降纤酶

7. 可导致新生儿药物性黄疸的是（　　）
   A. 头孢他啶　　　　　　　　B. 阿莫西林

  C. 林可霉素   D. 磺胺嘧啶
  E. 罗红霉素

8. 解痉药的主要药品有颠茄、阿托品、山莨菪碱等，其中阿托品临床上可用于治疗（　　）
  A. 膀胱刺激症状   B. 轻度胃肠平滑肌痉挛
  C. 输尿管结石腹痛   D. 胃及十二指肠溃疡
  E. 胃炎

9. 下列各项中，关于胰岛素及胰岛素类似物的典型不良反应不包括（　　）
  A. 低血糖反应   B. 高钾血症
  C. 脂肪萎缩与肥厚   D. 血管神经性水肿
  E. 注射部位红肿

10. 痛风缓解期（关节炎症控制后1~2周），为控制血尿酸水平，应选用的药品是（　　）
  A. 秋水仙碱   B. 别嘌醇
  C. 布洛芬   D. 泼尼松龙
  E. 聚乙二醇尿酸酶

11. 组胺H_2受体阻断剂临床主要用于治疗（　　）
  A. 变态反应性疾病   B. 失眠
  C. 消化性溃疡   D. 肠激惹综合征
  E. 晕动病引起的呕吐

12. 氟喹诺酮类抗菌药物与茶碱类、咖啡因、华法林同用时，可使这些药物血浓度增高，引起不良反应。以（　　）的作用最显著。
  A. 诺氟沙星   B. 环丙沙星
  C. 培氟沙星   D. 氧氟沙星
  E. 依诺沙星

13. 近期未用过唑类抗真菌药且临床情况稳定的念珠菌（光滑和克柔念珠菌除外）感染，首选（　　）治疗。
  A. 卡泊芬净   B. 氟胞嘧啶
  C. 伏立康唑   D. 氟康唑
  E. 两性霉素B

14. 曲霉菌主要通过呼吸道侵入机体，主要侵犯（　　）
  A. 窦腔   B. 心脏
  C. 肺脏   D. 脑
  E. 皮肤

15. 常用抗真菌药中，（　　）抑制真菌细胞壁主要成分葡聚糖的合成。
  A. 多烯类抗真菌药   B. 唑类抗真菌药
  C. 丙烯胺类抗真菌药   D. 棘白菌素类抗真菌药
  E. 嘧啶类抗真菌药

16. 高三尖杉酯碱对(   )细胞最敏感。
    A. G_1 期　　　　　　　　　　B. G_2 期
    C. G_3 期　　　　　　　　　　D. M 期
    E. S 期

17. 下列抗心律失常药中，属于 Ia 类钠通道阻滞剂的是(   )
    A. 奎尼丁　　　　　　　　　　B. 利多卡因
    C. 苯妥英钠　　　　　　　　　D. 普罗帕酮
    E. 氟卡尼

18. 对偶发性失眠者可选择(   )
    A. 夸西泮　　　　　　　　　　B. 氟西泮
    C. 唑吡坦　　　　　　　　　　D. 艾司唑仑
    E. 谷维素

19. 锥体外系疾病、亨廷顿病患者及对吡拉西坦过敏者禁用(   )
    A. 茴拉西坦　　　　　　　　　B. 阿尼西坦
    C. 吡拉西坦　　　　　　　　　D. 利斯的明
    E. 奥拉西坦

20. 奥司他韦治疗流行性感冒，首次用药的时间是(   )
    A. 出现流感症状后 48 小时内　　B. 出现流感症状后 72 小时内
    C. 出现流感症状后 96 小时内　　D. 出现流感症状后 100 小时内
    E. 出现流感症状后 120 小时内

21. 2 岁以下儿童腹泻，禁用的药品是(   )
    A. 双八面体蒙脱石散　　　　　B. 双歧三联活菌胶囊
    C. 洛哌丁胺片　　　　　　　　D. 地衣芽孢杆菌胶囊
    E. 口服补液盐

22. 抑制心肌收缩力、延长 APD 及 ERP 的药物是(   )
    A. 奎尼丁　　　　　　　　　　B. 利多卡因
    C. 美西律　　　　　　　　　　D. 苯妥英钠
    E. 妥卡尼

23. 为强心苷中极性最低，且口服可完全吸收的药物是(   )
    A. 地高辛　　　　　　　　　　B. 毛花苷 C
    C. 洋地黄毒苷　　　　　　　　D. 去乙酰毛花苷 C
    E. 毒毛花苷 K

24. 高血钾的肾损伤患者，禁用下列哪种利尿药(   )
    A. 呋塞米　　　　　　　　　　B. 依他尼酸
    C. 螺内酯　　　　　　　　　　D. 山梨醇
    E. 氢氯噻嗪

25. 可致光敏反应的抗菌药物是(   )
    A. 克林霉素　　　　　　　　　B. 美罗培南

C. 阿米卡星 D. 头孢哌酮
E. 莫西沙星

26. 司坦唑醇不具有的适应证为( )
    A. 遗传性血管神经性水肿 B. 慢性消耗性疾病
    C. 骨质疏松症 D. 痤疮
    E. 再生障碍性贫血

27. 人工合成的第一个应用于临床的单环β-内酰胺类抗生素是( )
    A. 氨曲南 B. 头孢唑林
    C. 氨苄西林 D. 舒巴坦
    E. 亚胺培南

28. 临床主要用于耐药金黄色葡萄球菌或对β-内酰胺类抗菌药物过敏的严重感染的抗生素为( )
    A. 哌拉西林 B. 氨曲南
    C. 阿莫西林 D. 万古霉素
    E. 庆大霉素

29. 溶血性链球菌感染用红霉素治疗时,至少需持续( )
    A. 5日 B. 6日
    C. 7日 D. 8日
    E. 10日

30. 下列不属于硝基呋喃类抗菌药物不良反应的是( )
    A. 发热 B. 呕吐、食欲减退
    C. 头痛 D. 腹泻
    E. 眼球震颤

31. 成人口服甲硝唑用于治疗( )时,一次0.2g,一日4次,疗程10日。间隔10日后重复1疗程。
    A. 滴虫病 B. 麦地那龙线虫病
    C. 皮肤利什曼病 D. 肠道外阿米巴病
    E. 贾第鞭毛虫病

32. 脑膜炎球菌所致的流行性脑脊髓膜炎的治疗和预防宜选用的药物是( )
    A. 红霉素 B. 舒巴坦
    C. 庆大霉素 D. 阿米卡星
    E. 磺胺嘧啶

33. 甲氨蝶呤的迟发毒性为( )
    A. 骨髓功能抑制 B. 口腔及胃肠溃疡
    C. 小脑失调 D. 肝损害
    E. 胃肠道反应

34. 全身用药毒性大,仅局部用的抗病毒药是( )
    A. 碘苷 B. 金刚烷胺

C. 阿昔洛韦 D. 阿糖腺苷
E. 利巴韦林

35. 两性霉素 B 与( )合用具有协同作用。
    A. 酮康唑 B. 氟胞嘧啶
    C. 伊曲康唑 D. 利福平
    E. 氟康唑

36. 有或曾有充血性心力衰竭病史的心室功能障碍的患者禁用( )
    A. 伏立康唑 B. 氟胞嘧啶
    C. 伊曲康唑 D. 氟康唑
    E. 特比萘芬

37. 丙烯胺类抗真菌的代表药为( )
    A. 伏立康唑 B. 特比萘芬
    C. 伊曲康唑 D. 卡泊芬净
    E. 米卡芬净

38. 特比萘芬临床上作为( )的首选药。
    A. 孢子丝菌病 B. 皮肤癣菌病
    C. 着色芽生菌病 D. 曲霉病
    E. 胸腔内脓肿

39. 调节酸平衡药中，临床上最常用的碱性药是( )
    A. 乳酸钠 B. 氯化钠
    C. 碳酸氢钠 D. 氯化铵
    E. 复方乳酸钠山梨醇

40. 监测他汀类药所致肌毒性的临床指标是( )
    A. 乳酸脱氢酶 B. 尿淀粉酶
    C. 碱性磷酸酶 D. 肌酸激酶
    E. γ-谷氨酰转移酶

二、B 型题（配伍选择题。共 60 题，每题 1 分。备选答案在前，试题在后。每组若干题。每组题均对应同一组备选答案。每题只有一个正确答案。每个备选答案可重复选用，也可不选用）

A. 阿米替林 B. 氯米帕明
C. 多塞平 D. 马普替林
E. 吗氯贝胺

41. 患有严重心脏病、高血压、肝肾功能不全、青光眼及同时服用单胺氧化酶抑制剂的患者禁用( )

42. 对苯二氮䓬类药和三环抗抑郁药过敏者及同时服用单胺氧化酶抑制剂治疗者禁用( )

43. 近期有心肌梗死发作史、癫痫、青光眼、尿潴留、甲状腺功能亢进患者禁用(　　)
44. 对四环类抗抑郁药的赋形剂过敏者、急性心肌梗死或心脏传导阻滞者禁用(　　)
45. 对有意识障碍者、嗜铬细胞瘤患者、儿童及正在服用某些可影响单胺类药物浓度的药物的患者禁用(　　)

  A. 艾司唑仑　　　　　　　　B. 氟西泮
  C. 氯美扎酮　　　　　　　　D. 谷维素
  E. 夸西泮

46. 对入睡困难者首选(　　)
47. 对焦虑型、夜间醒来次数较多或早醒者可选用(　　)
48. 对由精神紧张、情绪恐惧或肌肉疼痛所致的失眠,可选(　　)
49. 对由于自主神经功能紊乱,内分泌平衡障碍及精神神经失调所致的失眠,可选用(　　)
50. 对睡眠时间短且夜间易醒早醒者,可选(　　)

  A. 吡嗪酰胺　　　　　　　　B. 利福平
  C. 对氨基水杨酸　　　　　　D. 异烟肼
  E. 乙胺丁醇

51. 较严重的毒性反应为球后视神经炎,表现为弱视、视野缩小、红绿色盲的药物是(　　)
52. 常见关节痛的药物是(　　)
53. 毒性低,但胃肠刺激症状较常见的药物是(　　)

  A. 多烯类抗真菌药　　　　　B. 唑类抗真菌药
  C. 丙烯胺类抗真菌药　　　　D. 棘白菌素类抗真菌药
  E. 嘧啶类抗真菌药

54. 伊曲康唑属于(　　)
55. 两性霉素 B 属于(　　)
56. 卡泊芬净属于(　　)
57. 特比萘芬属于(　　)
58. 氟胞嘧啶属于(　　)

  A. 苯甲酸钠咖啡因　　　　　B. 纳洛酮
  C. 阿托品　　　　　　　　　D. 氟马西尼
  E. 嗅吡斯

59. 可增强吗啡对平滑肌的松弛作用的药物是(　　)
60. 可用于吗啡中毒解救的药物是(　　)

A. 阿利克仑（阿利吉仑） B. 氨氯地平
C. 卡托普利 D. 硝普钠
E. 甲基多巴

61. 可能引起持续性干咳的抗高血压药是（ ）
62. 可能引起男性乳房增大的抗高血压药是（ ）
63. 可能引起高铁血红蛋白血症的抗高血压药是（ ）

A. 维生素 B_1 B. 维生素 B_2
C. 维生素 B_{12} D. 依诺肝素
E. 酚磺乙胺

64. 服用叶酸治疗巨幼红细胞贫血，需同时联合使用的药品是（ ）
65. 华法林起效缓慢，深静脉栓塞治疗的初期，需同时联合使用的是（ ）

A. 依那普利 B. 替米沙坦
C. 哌唑嗪 D. 坦洛新（坦索罗辛）
E. 阿利克仑（阿利吉仑）

66. 属于肾素抑制剂的药品是（ ）
67. 属于血管紧张素Ⅱ受体阻断剂的药品是（ ）

A. 氯屈膦酸二钠 B. 依替膦酸二钠
C. 帕米膦酸二钠 D. 阿仑膦酸钠
E. 依降钙素

68. 具有双向作用，小剂时抑制骨吸收，大剂量时抑制骨形成的药物是（ ）
69. 对钙及骨矿物质具有极强的吸附性，主要分布在骨骼中发挥疗效的药物是（ ）
70. 属于第二代钙代谢调节药，对磷酸钙有很强的亲和性的药物是（ ）
71. 属于第三代氨基二膦酸盐类骨代谢调节药，与骨内羟基磷灰石有强亲和力的药物是（ ）

A. 环孢素 B. 甲泼尼龙
C. 硫唑嘌呤 D. 环磷酰胺
E. 左旋咪唑

72. 用于器官移植的抗排异反应的药物是（ ）
73. 用于肾移植的排斥反应和类风湿性关节炎的是（ ）
74. 可与小剂量糖皮质激素合用，能降低排异反应及感染的发生率，提高存活率的是（ ）
75. 用于防止排异反应、糖皮质激素不能长期缓解的多种自身免疫性疾病的是（ ）

A. 别嘌醇 B. 苯溴马隆

C. 秋水仙碱　　　　　　　　　D. 阿司匹林
E. 水杨酸钠

76. 痛风关节炎急性发作期常用的治疗药物是（　　）
77. 痛风关节炎缓解期常用的治疗药物是（　　）
78. 痛风关节炎慢性期常用的治疗药物是（　　）
79. 痛风关节炎当急性发作期、病情突然加重或侵犯新关节时，应及时给予的药物是（　　）

A. 超短效胰岛素　　　　　　　B. 短效胰岛素
C. 中效胰岛素　　　　　　　　D. 长效胰岛素
E. 超长效胰岛素

80. 甘精胰岛素属于（　　）
81. 门冬胰岛素属于（　　）
82. 低精蛋白锌胰岛素属于（　　）
83. 甘精胰岛素和地特胰岛素属于（　　）

A. 甲氧氯普胺　　　　　　　　B. 多潘立酮
C. 莫沙必利　　　　　　　　　D. 昂丹司琼
E. 雷莫司琼

84. 首个上市的高选择性 5－HT_3 受体阻断剂为（　　）
85. 选择性阻断外周多巴胺受体的是（　　）
86. 阻断 CTZ 的 D_2 受体的是（　　）
87. 选择性 5－HT_4 受体激动剂的是（　　）

A. 酚妥拉明　　　　　　　　　B. 度他醇胺
C. 普适秦　　　　　　　　　　D. 特拉唑嗪
E. 肾上腺素

88. 属于 $α_1$ 受体阻断剂的抗良性前列腺增生症的药品是（　　）
89. 属于 5α 受体还原酶抑制剂的抗良性前列腺增生症的药品是（　　）

A. 重新检测茶碱浓度
B. 症状控制无需加量，调整剂量后重新检测茶碱浓度
C. 症状控制且无副作用则不调整剂量
D. 症状控制且无副作用也应减量
E. 症状控制且无副作用也停止 1 次用药，减少剂量

90. 茶碱峰浓度为 10～12μg/mL 时的用药建议是（　　）
91. 茶碱峰浓度为 16～20μg/mL 时的用药建议是（　　）
92. 茶碱峰浓度为 20～24.9μg/mL 时的用药建议是（　　）

A. 夜晚 B. 清晨
C. 凌晨 0~2 时 D. 临睡前
E. 早晨 7 点

93. ( )是哮喘患者对乙酰胆碱和组胺反应最为敏感的时间。
94. 多数平喘药以( )服用为佳。
95. 氨茶碱在( )服用效果最好,毒性最低。

A. 氟他胺 B. 炔雌醇
C. 阿那曲唑 D. 他莫昔芬
E. 丙酸睾酮

96. 属于抗雌激素的肿瘤药是( )
97. 属于抗雄激素的肿瘤药是( )
98. 属于芳香酶制剂的抗肿瘤药是( )

A. 右美沙芬 B. 氯化铵
C. 可待因 D. 苯丙哌林
E. 羧甲司坦

99. 具有成瘾性的中枢性镇咳药是( )
100. 没有成瘾性,兼有中枢和外周镇咳作用的药品是( )

三、C 型题（综合分析选择题。3 道大题共 10 小题,每题 1 分。每题的备选答案中只有一个最佳答案）

患者,女孩,15 岁,体重 42kg,身高 150cm,"脊柱侧弯"而入院。入院后进行相关检查后,拟行"脊柱侧弯截骨矫形植骨融合内固定术"。该患者既往有头孢类过敏史。

101. 该患者预防切口感染宜选择( )抗菌药物。
    A. 依替米星 B. 左氧氟沙星
    C. 美洛西林 D. 克林霉素
    E. 阿奇霉素

102. 预防用抗菌药物的给药时机是( )
    A. 手术结束回到病房后 B. 切皮时
    C. 术前 0.5~2 小时 D. 术前 3 天
    E. 术前 24 小时

103. 给该患者使用克林霉素时的注意事项不包括( )
    A. 本品不能用于脑膜炎
    B. 不同细菌对本品的敏感性可有相当大的差异
    C. 既往有哮喘或其他过敏史者慎用
    D. 用药期间需密切注意抗生素相关性腹泻的可能
    E. 监测是否有听力改变

患者，女性，61岁，几天前出现无明显诱因发热，最高39℃，伴寒战；无咳嗽、咳痰。在门诊进行阿莫西林抗感染治疗4日无改善，于是转入院治疗。查体：体温38.8℃，呼吸频率21次，血压110/70mmHg，脉搏110次/分。患者表现为神清、精神差、颈软、咽不红、双扁桃体不大；双肺呼吸音清，无明显干湿啰音。查血常规白细胞 13.4×10^9/L，中性粒细胞82.1%，胸片、肝肾功能未见明显异常。入院后给予亚胺培南西司他丁0.5g，每6小时一次。

104. 患者使用亚胺培南西司他丁期间的注意事项不包括（　　）
    A. 询问过敏史，使用期间密切关注过敏反应
    B. 有可能引起维生素D缺乏症状
    C. 患过胃肠道疾病尤其是结肠炎的患者慎用
    D. 需关注中枢神经系统不良反应
    E. 不适用于脑膜炎的治疗

105. 经过美罗培南治疗3天后，患者仍有高热、寒战的症状，经CT检查，发现两肺下叶斑片状密度增高影，真菌-β-D-葡聚糖550pg/mL，考虑为真菌感染，加用氟康唑。下列说法不正确的是（　　）
    A. 氟康唑对曲霉菌有效　　　　B. 氟康唑对光滑念珠菌无效
    C. 氟康唑对念珠菌有效　　　　D. 氟康唑抗菌活性强
    E. 氟康唑水溶性好，口服吸收好

106. 下列选项中，氟康唑对（　　）真菌不敏感。
    A. 新型隐球菌　　　　　　　　B. 克柔念珠菌
    C. 小孢子菌属　　　　　　　　D. 糠秕马拉色菌
    E. 皮炎芽生菌

107. 下列选项中，关于氟康唑的注意事项，叙述不正确的是（　　）
    A. 与其他吡咯类药不能发生交叉过敏反应
    B. 隐球菌脑膜炎患者需用氟康唑长期维持治疗以防止复发
    C. 需服用氟康唑2周以上或接受多倍于常用剂量的本品时，可使肝毒性的发生率增高
    D. 治疗过程中可发生轻度肝脏氨基转移酶AST及ALT一过性升高
    E. 需定期监测肝、肾功能，用于肝肾功能减退者需减量应用

患儿，男，5岁，体重25kg，有癫痫病史、青霉素过敏史。因急性胆囊炎合并腹腔感染住院治疗，体征和实验室检查：白细胞计数 15.8×10^9/L，体温39.5℃，肝、肾功能正常，医师处方美罗培南静脉滴注（说明书规定儿童剂量为一次20mg/kg）。

108. 患儿应用美罗培南的合理使用法是（　　）
    A. 0.5g，qd　　　　　　　　　B. 0.5g，q12h
    C. 0.5g，q8h　　　　　　　　D. 0.5g，q4g
    E. 0.5g，qod

109. 若疗程较长，有可能导致维生素缺乏症，应适时补充的维生素是（　　）
    A. 维生素 A
    B. 复合维生素 B
    C. 维生素 C
    D. 维生素 D
    E. 维生素 K

110. 用药过程中，应密切监测的不良反应是（　　）
    A. 前庭神经功能障碍
    B. 承重关节损伤
    C. 日光性皮炎
    D. 视网膜神经炎
    E. 中枢神经系统症状

四、X 型题（多项选择题。共 10 题，每题 1 分。每题的备选答案中有 2 个或 2 个以上正确答案，少选或多选均不得分）

111. 对鱼精蛋白过敏者禁用的胰岛素有（　　）
    A. 精蛋白锌胰岛素
    B. 低精蛋白锌胰岛素
    C. 门冬胰岛素
    D. 赖脯胰岛素
    E. 甘精胰岛素

112. 选择性阻断 $β_1$ 肾上腺素受体的药物有（　　）
    A. 阿替洛尔
    B. 吲哚洛尔
    C. 拉贝洛尔
    D. 美托洛尔
    E. 比索洛尔

113. 常用抗真菌药中，（　　）可损害真菌细胞膜的屏障作用。
    A. 多烯类抗真菌药
    B. 唑类抗真菌药
    C. 丙烯胺类抗真菌药
    D. 棘白菌素类抗真菌药
    E. 嘧啶类抗真菌药

114. Ic 类抗心律失常药主要作用于（　　），用于室性心律失常。
    A. 心室肌
    B. 浦氏纤维
    C. 窦房结
    D. 房室结
    E. 房室旁路

115. 林可霉素类抗菌药物的典型不良反应有（　　）
    A. 过敏反应
    B. 二重感染
    C. 皮疹
    D. 红人综合征
    E. 瘙痒

116. 可引起低血押的利尿剂与（　　）抗心律失常药合用，可以引起尖端扭转型室性心动过速。
    A. ⅠA 类
    B. ⅠB 类
    C. ⅠC 类
    D. Ⅱ 类
    E. Ⅲ 类

117. 下列避孕药中，属于紧急避孕药的有（　　）
    A. 跟腱炎、跟腱断裂
    B. 视网膜脱落

C. 尖端扭转性室性心律失常 D. 幻觉、失眠
E. 光敏性皮炎

118. 莫西沙星可能导致的典型不良反应有（ ）
    A. 跟腱炎、跟腱断裂 B. 视网膜脱落
    C. 尖端扭转性室性心律失常 D. 幻觉、失眠
    E. 光敏性皮炎

119. （ ）等与利尿剂如呋塞米合用时，可加重肾功能损害。
    A. 头孢美唑 B. 头孢西丁
    C. 头孢米诺 D. 美罗培南
    E. 拉氧头孢

120. （ ）可抑制肝药酶，与卡马西平、丙戊酸等合用，可增加上述药的血浆浓度。
    A. 红霉素 B. 红霉素酯化物
    C. 克拉霉素 D. 阿奇霉素
    E. 米诺环素

模拟试卷（三）参考答案及解析

一、A型题

1.【试题答案】 A

【试题解析】本题考查要点是"青光眼的常用治疗药物"。青光眼患者因房水生成过多或流出受阻，眼压升高，视网膜、脉络膜和视神经乳头的血管受到压迫，血流减少，氧和营养的供应也减少，最终导致失明。降低眼压的药物，主要是抑制房水生成和促进房水外流。常用治疗药有：拟M胆碱药、作用于肾上腺素受体类药（β受体阻断剂、受体激动剂）、前列腺素类似物及碳酸酶抑制剂等。氧氟沙星用于治疗细菌性结膜炎、角膜炎、角膜溃疡、泪囊炎、术后感染等外眼感染。因此，本题的正确答案为A。

2.【试题答案】 C

【试题解析】本题考查要点是"镇咳药"。血管紧张素转换酶抑制剂常用的药物有卡托普利、依那普利、贝那普利、赖诺普利、雷米普利、培哚普利、福辛普利、咪达普利、西拉普利等。常见不良反应有长期干咳（发生率约20%）、胸痛、上呼吸道症状（鼻炎）、血肌酐和尿素氮及蛋白尿高、血管神经性水肿、味觉障碍（有金属味）。因此，本题的正确答案为C。

3.【试题答案】 C

【试题解析】本题考查要点是"消化系统疾病用药典型不良反应"。氢氧化铝、硫糖铝的不良反应皆有便秘，三硅酸镁有轻泻作用。复方碳酸钙因释放二氧化碳，可致腹胀、嗳气；大剂量长期服用可发生高钙血症、肾结石、胃酸反跳性增高、便秘。铝碳酸镁不良反应少而轻微，仅少数患者有胃肠道不适、消化不良、呕吐、大便次数增多或糊状大便，个别有腹泻。因此，本题的正确答案为C。

4. 【试题答案】　E

【试题解析】本题考查要点是"雌激素的作用特点"。生理性的雌激素来源于卵泡内膜细胞和卵泡颗粒细胞。虽然肾上腺皮质、胎盘和雄性动物睾丸也有分泌，但是在卵巢功能衰竭后，雌二醇急剧下降引起更年期综合征等雌二醇缺乏疾病。雌激素的受体分布在子宫、阴道、乳房、盆腔（韧带与结缔组织）以及皮肤、膀胱、尿道、骨髓和大脑，因此，雌激素具有广泛而重要的生理作用，不仅有促进和维持女性生殖器官和第二性征（促使乳房发育增大）的生理作用，并对内分泌、心血管、代谢系统、骨髓的生长和成熟，皮肤（滋润皮肤、亮丽头发）等各方面均有明显的影响。因此，本题的正确答案为 E。

5. 【试题答案】　E

【试题解析】本题考查要点是"抗高血压药的作用特点"。甲基多巴降压作用与可乐定相似或略弱，属于中等偏强，可单独使用，也可与利尿剂合用。甲基多巴在降压时并不减少肾血流或肾小球滤过率，因此特别适用于肾功能不良的高血压患者，也是妊娠高血压的首选药，此外长期使用该药还可逆转左心室心肌肥厚。因此，本题的正确答案为 E。

6. 【试题答案】　D

【试题解析】本题考查要点是"溶栓药主要药品的注意事项"。溶栓药主要药品有尿激酶、链激酶、阿替普酶。阿替普酶注意事项：不适用于 18 岁以下及 80 岁以上的急性脑卒中患者；妊娠期妇女及产后 2 周以及 70 岁以上患者慎用。用药期间宜监测心电图；已经配置的药液在冷处（2%～10%）可保存 24 小时；30℃室温下可保存 8 小时。且不宜与其他药物配伍静脉滴注。故 A 错误。尿激酶注意事项：尿激酶中加入人体蛋白作为稳定剂，比加入甘露醇具有更高的长期稳定性。链激酶注意事项：急性心肌梗死患者应尽早开始使用，争取在发病 12 小时内开始治疗。由于本品输注后可产生抗体，在 5 天～1 年内重复给药疗效可能下降，故 1 年内不宜重复给药。因此，本题的正确答案为 D。

7. 【试题答案】　D

【试题解析】由于磺胺药与胆红素竞争蛋白结合部位，可致游离胆红素增高。新生儿肝功能不完善，故较易发生高胆红素血症和新生儿黄疸，偶可发生核黄疸。因此，本题的正确答案为 D。

8. 【试题答案】　A

【试题解析】本题考查要点是"阿托品的适应证"。阿托品的适应证：①各种内脏绞痛，如胃肠绞痛及膀胱刺激症状。对胆绞痛、肾绞痛的疗效较差。②全身麻醉前给药，严重盗汗和流涎症。③迷走神经过度兴奋所致的窦房阻滞、房室阻滞等缓慢性的心律失常。④抗休克。⑤解救有机磷酸酯类农药中毒。颠茄的适应证：用于胃及十二指肠溃疡，轻度胃肠平滑肌痉挛，胆绞痛，输尿管结石腹痛，胃炎及胃痉挛引起的呕吐和腹泻，迷走神经兴奋导致的多汗、流涎、心率慢、头晕等症状。因此，本题的正确答案为 A。

9. 【试题答案】　B

【试题解析】本题考查要点是"胰岛素的典型不良反应"。胰岛素的典型不良反应有：

常见低血糖反应,一般于注射后发生,首先出现心慌、出汗,并有面色苍白、饥饿感、虚弱、震颤、反应迟钝、视力或听力异常、意识障碍、头痛、眩晕、抑郁、心悸、神经过敏、复视、言语障碍、运动失调,甚至昏迷。过敏反应表现有荨麻疹、紫癜、低血压、血管神经性水肿、支气管痉挛,甚至过敏性休克或死亡;局部反应表现为注射部位红肿、灼热、痛痒、皮疹、水疱或皮下硬结。使用纯度不高的动物胰岛素易出现注射部位皮下脂肪萎缩,可能是由于胰岛素中的大分子物质产生的免疫刺激引起的一种过敏反应。改用高纯度人胰岛素后可使局部脂肪萎缩恢复正常。反复在同一部位注射,可刺激局部脂肪增生,因而一次注射需要改换不同部位。因此,本题的正确答案为B。

10. 【试题答案】 B

【试题解析】本题考查要点是"抗痛风药"。别嘌醇为黄嘌呤氧化酶(XOR)抑制剂,是目前常用抑制尿酸合成的药物。主要作用在于:①别嘌醇及其代谢物氧嘌呤醇均能抑制黄嘌呤氧化酶,阻止次黄嘌呤和黄嘌呤代谢为尿酸,从而减少尿酸的生成,降低血尿酸和尿尿酸含量。②防止尿酸形成结晶并沉积在关节及其他组织内,有助于痛风患者组织内尿酸结晶重新溶解。③抗氧化,减少再灌注期氧自由基的产生。因此,本题的正确答案为B。

11. 【试题答案】 C

【试题解析】本题考查要点是"组胺H_2受体阻断剂的临床用途"。H_2受体阻断剂主要用于胃及十二指肠溃疡、功能性消化不良、胃食管反流病、消化性溃疡并发出血,防治乙醇、阿司匹林及其他各种因素引起的应激性溃疡等病症。因此,本题的正确答案为C。

12. 【试题答案】 E

【试题解析】本题考查要点是"氟喹诺酮类抗菌药物相互作用"。氟喹诺酮类抗菌药物与茶碱类、咖啡因、华法林同用时,可使这些药物血浓度增高,引起不良反应。以依诺沙星的作用最显著,其次为环丙沙星和培氟沙星,氧氟沙星不明显。因此,本题的正确答案为E。

13. 【试题答案】 D

【试题解析】本题考查要点是"对深部和播散性的念珠菌感染的治疗"。近期未用过唑类抗真菌药且临床情况稳定的念珠菌(光滑和克柔念珠菌除外)感染,首选氟康唑。氟康唑耐药的念珠菌感染,或病情危重,有血流动力学不稳定、器官功能障碍的患者可选用卡泊芬净、伏立康唑或两性霉素B与氟胞嘧啶联用。因此,本题的正确答案为D。

14. 【试题答案】 C

【试题解析】本题考查要点是"曲霉菌的侵犯脏器"。曲霉菌主要通过呼吸道侵入机体。除侵犯肺脏外,也可侵犯体内的窦腔、心脏、脑和皮肤。因此,本题的正确答案为C。

15. 【试题答案】 D

【试题解析】本题考查要点是"常用抗真菌药的分类"。常用抗真菌药按化学结构可分为多烯类、唑类、丙烯胺类、棘白菌素类、嘧啶类和其他类,如灰黄霉素、阿莫罗芬、利拉萘酯、环吡酮胺等。这些药物作用机制不同,其中,多烯类、唑类、丙烯胺类等可损害真菌细胞膜的屏障作用;棘白菌素类抑制真菌细胞壁主要成分葡聚糖的合成;氟胞嘧啶干扰真菌DNA和RNA的合成;灰黄霉素干扰真菌的DNA合成和有丝分裂。因此,本题的正确答案为D。

16. 【试题答案】　E

【试题解析】本题考查要点是"高三尖杉酯碱的作用特点"。高三尖杉酯碱是从我国三尖杉属植物中分离出的抗肿瘤生物碱之一,其抗肿瘤作用机制为干扰核蛋白体功能阻止蛋白质合成的药物,为细胞周期非特异抗肿瘤药物,但对S期细胞更敏感。因此,本题的正确答案为E。

17. 【试题答案】　A

【试题解析】本题考查要点是"抗心律失常药的分类"。钠通道阻滞剂(第Ⅰ类)可以细分为三个亚类,属Ⅰa类的奎尼丁、普鲁卡因胺,属Ⅰb类的利多卡因、苯妥英钠和属Ⅰc类的普罗帕酮和氟卡尼等。因此,本题的正确答案为A。

18. 【试题答案】　C

【试题解析】本题考查要点是"依据睡眠状态选择用药"。选用催眠药时,需要了解睡眠的生理功能,失眠的程度及个体要求,尚需了解催眠药起效时间的快慢、维持时间的长短,并根据使用者的年龄等因素来选择。①对不易入睡者应选用起效快、作用维持时间较短的催眠药;对入睡不难但睡眠不深或夜间易醒者,则选用起效慢、作用维持时间长的催眠药。②对入睡困难者首选艾司唑仑或扎来普隆,其起效快,作用时间长,保持近似生理睡眠,醒后无不适感。③对焦虑型、夜间醒来次数较多或早醒者可选用氟西泮,其起效快,作用时间长,近似生理睡眠,醒后无不适感;或选用三唑仑。④对由精神紧张、情绪恐惧或肌肉疼痛所致的失眠,可选氯美扎酮,在睡前服0.2g;对由于自主神经功能紊乱、内分泌平衡障碍及精神神经失调所致的失眠,可选用谷维素,但需连续服用数日至数月。⑤对睡眠时间短且夜间易醒早醒者,可选夸西泮,其可延长总睡眠时间,减少觉醒次数。⑥对忧郁型的早醒失眠者,在常用催眠药无效时,可配合抗抑郁药阿米替林和多塞平。⑦对老年失眠者,10%水合氯醛糖浆起效快,无蓄积作用,醒后无明显的宿醉现象,唯对胃肠黏膜的刺激性偏大。⑧为改善起始睡眠(难以入睡)和维持睡眠质量(夜间觉醒或早间觉醒过早),可选服唑吡坦、艾司佐匹克隆,其不良反应少,尤其无宿醉现象,临床优势已超越前几类药。⑨对偶发性失眠者可选择唑吡坦、雷美替胺。因此,本题的正确答案为C。

19. 【试题答案】　C

【试题解析】本题考查要点是"脑功能改善及抗记忆障碍药的禁忌证"。锥体外系疾病、亨廷顿病患者及对吡拉西坦过敏者禁用吡拉西坦;对茴拉西坦过敏或对其他吡咯酮类药不能耐受者禁用茴拉西坦;对奥拉西坦过敏、严重肾功能损害者禁用奥拉西坦。因此,本题的正确答案为C。

20. 【试题答案】　A

【试题解析】奥司他韦用于预防,在密切接触后48小时内开始用药;或流感季节时预防流感；一次75mg，一日1次，至少7日。有数据表明，连续应用药物6周安全有效，服药期间一直具有预防作用。因此，本题的正确答案为A。

21.【试题答案】　C

【试题解析】本题考查要点是"止泻药"。抗动力药可以缓解急性腹泻症状，适用于治疗成年人无合并症的急性腹泻，而不适用于幼儿，如洛哌丁胺、地芬诺酯等。因此，本题的正确答案为C。

22.【试题答案】　A

【试题解析】本题考查要点是"奎尼丁的药理作用"。奎尼丁的药理作用：①降低自律性。②减慢传导速度。③延长有效不应期：奎尼丁减少3相复极化时K^+外流和2相Ca^{2+}内流，延长APD及ERP。④其他作用：奎尼丁还有明显的阻断α受体和抗胆碱作用，此外还阻滞Ca^{2+}内流，抑制心肌收缩力，使外周血管舒张，血压下降而反射性兴奋交感神经。因此，本题的正确答案为A。

23.【试题答案】　C

【试题解析】本题考查要点是"强心苷的体内过程"。洋地黄毒苷为强心苷中极性最低的药物，口服可完全吸收。血浆蛋白结合率很高，与地高辛不同，主要由肝代谢，肾功能衰竭时对其消除几无影响，苯巴比妥可加速其代谢。吸收后部分经胆道排泄入肠再次吸收，形成肝肠循环，使作用维持长久。因此，本题的正确答案为C。

24.【试题答案】　C

【试题解析】本题考查要点是"螺内酯的禁忌"。螺内酯不能用于高血钾和肾损伤者，有可能发展为高血钾危险者也须慎用，如老年、糖尿病、一定程度的肝肾损伤者，对有可能发展为酸中毒患者也须谨慎，必须定期监测血电解质、尿素氮。因此，本题的正确答案为C。

25.【试题答案】　E

【试题解析】本题考查要点是"氟喹诺酮类抗菌药物"。某些氟喹诺酮类药服用后，患者于日光下暴晒会产生中等程度的光敏反应。凡能在皮肤中积累的喹诺酮类药产生光毒性的可能性更大。因此，本题的正确答案为E。

26.【试题答案】　D

【试题解析】本题考查要点是"雄激素类药和同化激素类药的临床应用"。司坦唑醇的适应证：用于防治遗传性血管神经性水肿、慢性消耗性疾病、重病及术后体弱消瘦、年老体弱、骨质疏松症、儿童发育不良、再生障碍性贫血、白细胞减少症、血小板减少症、高脂血症等；尚可用于防治长期使用皮质激素引起的肾上腺皮质功能减退症。所以，选项D符合题意。因此，本题的正确答案为D。

27.【试题答案】　A

【试题解析】本题考查要点是"单环β-内酰胺类-氨曲南"。氨曲南是第一个成功用于临床的单环β-内酰胺类，抗菌活力不同于其他β-内酰胺类，只对需氧革兰阴性菌有较强的抗菌作用，对革兰阳性细菌和厌氧菌作用差。因此，本题的正确答案为A。

28.【试题答案】 D

【试题解析】本题考查要点是"万古霉素类药物的临床应用"。万古霉素中含有糖及肽链结构，属糖肽类抗菌药物。糖肽类药物对革兰阳性菌具有强大的抗菌活性，对葡萄球菌（包括耐甲氧西林金黄色葡萄球菌）、肠球菌、肺炎链球菌、溶血性与草绿色链球菌高度敏感，对厌氧菌、炭疽杆菌、白喉棒状杆菌、破伤风杆菌也高度敏感，对革兰阴性菌作用弱。临床主要用于耐药金黄色葡萄球菌或对β-内酰胺类抗菌药物过敏的严重感染，如葡萄球菌所致的败血症、心内膜炎、骨髓炎、肺部感染等，以及肠球菌或草绿色链球菌所致的心内膜炎，口服也可应用于由难辨梭状芽孢杆菌及其毒素引起的假膜性肠炎。因此，本题的正确答案为D。

29.【试题答案】 E

【试题解析】本题考查要点是"红霉素的注意事项"。溶血性链球菌感染用本品治疗时，至少需持续10日，以防止急性风湿热的发生。因此，本题的正确答案为E。

30.【试题答案】 A

【试题解析】本题考查要点是"硝基呋喃类抗菌药物的不良反应"。硝基呋喃类抗菌药物的典型不良反应：常见呕吐、食欲减退和腹泻；偶见头痛、嗜睡、肌痛、眼球震颤等，严重者可发生周围神经炎，原有肾功能不全长期服用患者易于发生。长期服用6个月以上的患者，偶可引起间质性肺炎，应及早停药并采取相应治疗措施。选项A不属于硝基呋喃类抗菌药物的不良反应。因此，本题的正确答案为A。

31.【试题答案】 C

【试题解析】本题考查要点是"成人口服甲硝唑的用法与用量"。甲硝唑口服：成人用于肠道阿米巴病，一次0.4~0.6g，一日3次，疗程7日。用于肠道外阿米巴病，一次0.6~0.8g，一日3次，疗程20日。用于贾第鞭毛虫病，一次0.4g，一日3次，疗程5~10日。用于麦地那龙线虫病，一次0.2g，疗程7日。用于小袋虫病，一次0.2g，一日2次，疗程5日。用于皮肤利什曼病，一次0.2g，一日4次，疗程10日。间隔10日后重复1疗程。用于滴虫病，一次0.2g，一日4次，疗程7日；可同时用阴道栓剂，每晚0.5g，连续应用7~10日。用于厌氧菌感染，一日0.6~1.2g，分3次服用，疗程7~10日。因此，本题的正确答案为C。

32.【试题答案】 E

【试题解析】本题考查要点是"磺胺嘧啶的适应证"。磺胺嘧啶用于敏感细菌及其他敏感病原微生物所致的感染：①脑膜炎球菌所致的流行性脑脊髓膜炎的治疗和预防。②与甲氧苄啶合用治疗对其敏感的流感嗜血杆菌、肺炎链球菌和其他链球菌所致的中耳炎、皮肤软组织感染、急性支气管炎和肺部感染。③星形奴卡菌病。④对氯喹耐药的恶性疟疾的辅助治疗。⑤沙眼衣原体所致宫颈炎、尿道炎和新生儿包涵体结膜炎。⑥与乙胺嘧啶联合用药治疗鼠弓形虫引起的弓形虫病。因此，根据第①点可知，本题的正确答案为E。

33.【试题答案】 A

【试题解析】本题考查要点是"抗代谢药主要不良反应"。抗代谢药的主要不良反应见下表：

抗代谢药的主要不良反应

药物名称	急性毒性	迟发毒性
氟尿嘧啶	恶心、呕吐、腹泻	口腔及胃肠溃疡、骨髓功能抑制、脱发、潮红、小脑失调
阿糖胞苷	恶心、呕吐、腹泻	口腔溃疡、骨髓功能抑制
巯嘌呤	恶心、呕吐	骨髓功能抑制、肝损害
甲氨蝶呤	恶心、腹泻	骨髓功能抑制、胃肠溃疡、肝肾损害

根据上表可知，本题的正确答案为A。

34.【试题答案】 A

【试题解析】本题考查要点是"碘苷的用途"。临床仅限局部用于治疗眼部或皮肤疱疹病毒和牛痘病毒感染，对急性上皮型疱疹性角膜炎疗效显著，对疱疹性角膜、虹膜炎无效。因此，本题的正确答案为A。

35.【试题答案】 B

【试题解析】本题考查要点是"抗真菌药物相互作用"。两性霉素B与氟胞嘧啶具有协同作用，但本品可增加细胞对前者的摄取并损害其经肾排泄，从而增强氟胞嘧啶的毒性反应。所以，选项B符合题意。两性霉素B与抗真菌药如酮康唑、氟康唑、伊曲康唑等在体外具拮抗作用。因此，本题的正确答案为B。

36.【试题答案】 C

【试题解析】本题考查要点是"抗真菌的禁忌证"。伊曲康唑禁用于对伊曲康唑过敏者。禁用于有或曾有充血性心力衰竭病史的心室功能障碍的患者。除危及生命的病例，禁用于孕妇。注射液禁用于肌酐清除率≤30mL/min者。所以，选项C符合题意。伏立康唑禁用于对伏立康唑过敏者。伏立康唑不宜用于妊娠期妇女，除非对母亲的益处显著大于对胎儿的潜在毒性。育龄期妇女应用伏立康唑期间需采取有效的避孕措施。哺乳期妇女不宜使用伏立康唑。严重肾功能不全及对氟胞嘧啶过敏患者禁用氟胞嘧啶。对氟康唑或其他唑类药过敏的患者禁用氟康唑。因此，本题的正确答案为C。

37.【试题答案】 B

【试题解析】本题考查要点是"丙烯胺类抗真菌的代表药"。丙烯胺类抗真菌药的代表药为特比萘芬，其对皮肤癣菌具杀菌效应；对酵母菌多呈抑菌作用，对白色念珠菌、近平滑念珠菌、马拉色菌、隐球菌有较强的抗菌活性；对曲霉具杀菌效应，活性与两性霉素B和伊曲康唑相当或较高，与后两者有协同作用。所以，选项B符合题意。选项A与选项C均属于唑类抗真菌药。选项D与选项E均属于棘白菌素类抗真菌药。因此，本题的正确答案为B。

38.【试题答案】 B

【试题解析】本题考查要点是"特比萘芬的临床用途"。特比萘芬临床作为皮肤癣菌病的首选，还可用于孢子丝菌病、着色芽生菌病和曲霉病等的治疗。因此，本题的正确答案为B。

39.【试题答案】 C

【试题解析】本题考查要点是"调节酸平衡药的代表药"。调节酸平衡药有碳酸氢钠、乳酸钠、复方乳酸钠山梨醇等。其中碳酸氢钠是临床上最常用碱性药,可直接增加人体的碱储备,使血浆碳酸氢根浓度升高,以中和氢离子,反应生成二氧化碳和水,二氧化碳经肺排出,以纠正代谢性酸中毒。同时,碳酸氢钠尚可碱化尿液,促使尿液中碳酸氢根浓度升高,尿液pH升高,促使尿酸、磺胺类药、氟喹诺酮类药、抗病毒药阿昔洛韦、血红蛋白不易在尿液中形成结晶;并减少尿酸盐、脱氨酸、黄嘌呤盐结石的形成;同时使氨基糖苷类抗菌药物(链霉素、庆大霉素、卡那霉素、奈替米星、阿米卡星)在碱性环境下抗菌活性增加,并减少肾毒性。所以,选项C符合题意。选项B的"氯化钠"和选项D的"氯化铵"均属于调节碱平衡药。因此,本题的正确答案为C。

40.【试题答案】 D

【试题解析】本题考查要点是"他汀类药物"。监测他汀类药所致肌毒性的临床指标是肌酸激酶。如夫西地酸与他汀类药联合使用可能导致血浆中两者药物浓度的显著升高,引起肌酸激酶水平升高,有引发横纹肌溶解症、肌肉无力和疼痛的风险。因此,本题的正确答案为D。

二、B型题

41~45.【试题答案】 A、B、C、D、E

【试题解析】本组题考查要点是"抗抑郁药的禁忌证"。对阿米替林过敏、严重心脏病、高血压、肝肾功能不全、青光眼、排尿困难、尿潴留以及同时服用单胺氧化酶抑制剂患者禁用阿米替林。对氯米帕明过敏者、对苯二氮䓬类药和三环抗抑郁药过敏者及同时服用单胺氧化酶抑制剂治疗者、心肌梗死急性发作期者禁用氯米帕明。严重心脏病、近期有心肌梗死发作史、癫痫、青光眼、尿潴留、甲状腺功能亢进、肝功能损害、谵妄、粒细胞减少、对三环类药过敏者禁用多塞平。

对四环类抗抑郁药马普替林及其赋形剂过敏者、急性心肌梗死或心脏传导阻滞、癫痫或有惊厥病史、窄角型青光眼、尿潴留、合并使用单胺氧化酶抑制剂者禁用马普替林。

对吗氯贝胺过敏者、有意识障碍者、嗜铬细胞瘤患者、儿童及正在服用某些可影响单胺类药物浓度的药物(选择性5-HT再摄取抑制剂、三环类抗抑郁药)的患者禁用吗氯贝胺。

46~50.【试题答案】 A、B、C、D、E

【试题解析】本组题考查要点是"依据睡眠状态选择用药"。选用催眠药时,需要了解睡眠的生理功能,失眠的程度及个体要求,尚需了解催眠药起效时间的快慢、维持时间的长短,并根据使用者的年龄等因素来选择。①对不易入睡者应选用起效快、作用维持时间较短的催眠药;对入睡不难但睡眠不深或夜间易醒者,则选用起效慢、作用维持时间长的催眠药。②对入睡困难者首选艾司唑仑或扎来普隆,其起效快,作用时间长,保持近似生理睡眠,醒后无不适感。③对焦虑型、夜间醒来次数较多或早醒者可选用氟西泮,其起效快,作用时间长,近似生理睡眠,醒后无不适感;或选用三唑仑。④对由精神紧张、情绪恐惧或肌肉疼痛所致的失眠,可选氯美扎酮,在睡前服0.2g;对由于自主神经功能紊乱,内分泌平衡障碍及精神神经失调所致的失眠,可选谷维素,但需连续服用数日至数月。⑤对睡眠时间短且夜间易醒早醒者,可选夸西泮,其可延长总睡眠时间,减少觉醒次数。⑥对忧郁型的早醒失眠者,在常用催眠药无效时,可配合抗抑郁药阿米替林和多塞平。⑦对老年失眠者,10%水合氯醛糖浆起效快,无蓄积作用,醒后无明显的宿醉现象,唯对胃肠黏膜的刺激性偏大。⑧为改善起始睡眠(难以入睡)和维持睡眠质量(夜间觉醒或早间觉醒过早),可选服唑吡坦、艾司佐匹克隆,其不良反应少,尤其无宿醉现象,临床优势已超越前几类药。⑨对偶发性失眠者可选择唑吡坦、雷美替胺。

51~53.【试题答案】　E、A、C

【试题解析】本组题考查要点是"抗结核分枝杆菌药的不良反应"。乙胺丁醇的不良反应常见视物模糊、眼痛、红绿色盲或视力减退、视野缩小(一日按体重剂量 25mg/kg 以上时易发生视神经炎),视力变化可为单侧或双侧。少见畏寒、关节痛(趾、踝、膝关节)、关节表面皮肤发热发紧感(急性痛风、高尿酸血症)。罕见皮疹、发热等过敏反应,以及麻木、针刺感、如灼痛或手足软弱无力(周围神经炎)。

吡嗪酰胺不良反应常见关节痛(由于高尿酸血症引起,常轻度,有自限性);发生率较少的有发热、乏力或软弱、眼或皮肤黄染(肝毒性)、畏寒。

对氨基水杨酸钠不良反应常见食欲减退、腹痛、腹泻、瘙痒、皮疹、药物热、哮喘、嗜酸性粒细胞增多;少见胃溃疡及出血、血尿、蛋白尿、肝功能损害及粒细胞计数减少。对氨基水杨酸毒性低,但对胃肠刺激症状较常见。

54~58.【试题答案】　B、A、D、C、E

【试题解析】本组题考查要点是"常用抗真菌药的分类"。常用抗真菌药按化学结构可分为:①多烯类,如两性霉素 B、制霉菌素;②唑类,如咪唑类(酮康唑)、三唑类(伊曲康唑)等;③丙烯胺类,如特比萘芬;④棘白菌素类,如卡泊芬净、米卡芬净和阿尼芬净;⑤嘧啶类,如氟胞嘧啶;⑥其他,如灰黄霉素、阿莫罗芬、利拉萘酯、环吡酮胺等。

59~60.【试题答案】　C、B

【试题解析】阿托品具有松弛内脏平滑肌的作用,从而解除平滑肌痉挛,缓解或消除胃肠平滑肌痉挛所致绞痛。根据阿片类镇痛药的止痛强度,临床上将之分为弱、强阿片类药。弱阿片类药如可待因、双氢可待因,主要用于轻、中度疼痛和癌性疼痛的治疗;强阿片类药如吗啡、哌替啶、芬太尼,主要用于全身麻醉的诱导和维持、术后止痛及中到重度癌性疼痛、慢性疼痛的治疗。成瘾性镇痛药过量处理:①距口服给药时间 4~6 小时内应立即洗胃;②注射给药后出现危象,可静脉注射纳洛酮,必要时重复给药。

61~63.【试题答案】　C、E、D

【试题解析】血管紧张素转换酶抑制剂(ACEI)是 20 世纪 80 年代发展起来的一类抗高血压药和抗心力衰竭药。常用的药物有卡托普利、依那普利、贝那普利、赖诺普利、雷米普利、培哚普利、福辛普利、咪达普利、西拉普利等。常见长期干咳(发生率约 20%)、胸痛、上呼吸道症状(鼻炎)、血肌酐和尿素氮及蛋白质高、血管神经性水肿、味觉障碍(有金属味)。常用的抗高血压药如氢氯噻嗪、普萘洛尔、哌唑嗪、肼曲嗪、可乐定、甲基多巴、依那普利、硝苯地平,可使患者性欲减退并发生阳痿;甲基多巴长期服用可致男性乳房增大;利血平在停药后仍可出现阳痿、性欲减退。对长期应用者应规避或更换药品。硝普钠的不良反应包括药物急性过量反应和药物代谢产物的毒性反应。①急性过量反应,血压过低,出现的症状有恶心、呕吐、出汗和头痛、心悸、胸骨后压迫感觉等,通常停止滴注或减慢滴速后即可消失。②毒性反应为硝普钠代谢产物引起,发生铁血红蛋白血症;硫氰酸盐浓度过高产生乏力、厌食等,重者可致死亡。

64～65.【试题答案】 C、D

【试题解析】本组题考查要点是"抗贫血药、抗凝血药"。巨幼细胞性贫血是体内缺乏叶酸和维生素 B_{12} 等造血因子,使幼稚红细胞在发育中的脱氧核糖核酸(DNA)合成出现障碍,细胞的分裂受阻,形成畸形的巨幼红细胞,并伴有神经症状(神经炎、神经萎缩)。因此服用叶酸治疗巨幼红细胞贫血,需同时联合使用的药品是维生素 B_{12}。

肝素与低分子肝素对凝血的各环节均有作用,起效迅速,体内外均有抗凝作用,可防止急性血栓形成而成为对抗血栓的首选。主要药品有依诺肝素、那屈肝素、替他肝素、达肝素。

66～67.【试题答案】 E、B

【试题解析】本组题考查要点是"肾素抑制剂、血管紧张素Ⅱ受体阻断剂"。阿利克仑为肾素抑制剂,可直接降低血浆中肾素活性,拓展了抗高血压药作用的另一途径。血管紧张素Ⅱ受体阻断剂目前国内已有氯沙坦、缬沙坦、厄贝沙坦、替米沙坦、坎地沙坦、依普罗沙坦、奥美沙坦等。

68～71.【试题答案】 B、A、C、D

【试题解析】本组题考查要点是"双膦酸盐类调节骨代谢与形成药的作用特点"。

依替膦酸二钠具有双向作用,小剂量(每日 5mg/kg)时抑制骨吸收,大剂量(每日 20mg/kg)时抑制骨形成。对体内磷酸钙有较强的亲和力,能抑制人体异常钙化和过量骨吸收,减轻骨痛。

氯屈膦酸二钠能进入骨基质羟磷灰石晶体中,当破骨细胞溶解晶体,药物被释放,能抑制破骨细胞活性。理化性质与依替膦酸钠相似,但其潜在的抑制破骨细胞活性的功能比后者强 10 倍,而对骨矿化作用则无影响。氯屈膦酸二钠对钙及骨矿物质具有极强的吸附性,故主要分布在骨骼中发挥疗效。在一般用量范围内,不影响骨组织中矿物质的正常代谢过程。

帕米膦酸二钠是第二代钙代谢调节药,对磷酸钙有很强的亲和性,能抑制人体异常钙化和过量骨吸收,减轻骨痛,降低血清碱性磷酸酶和尿羟脯氨酸的浓度。

阿仑膦酸钠是第三代氨基二膦酸盐类骨代谢调节剂,与骨内羟基磷灰石有强亲和力,能进入骨基质羟磷灰石晶体中,当破骨细胞溶解晶体,药物被释放,能抑制破骨细胞活性,并通过成骨细胞间接起抑制骨吸收作用。

72～75.【试题答案】 B、C、A、D

【试题解析】本组题考查要点是"免疫抑制药的适应证"。甲泼尼龙的适应证:血管炎,哮喘发作,严重急性感染,防止癌症化疗引起的呕吐,危重型系统性红斑狼疮,重症多肌炎,皮肌炎;用于器官移植的抗排异反应。硫唑嘌呤主要用于肾移植的排异反应和类风湿性关节炎、系统性红斑狼疮等多种自身免疫性疾病的治疗。环孢素主要用于肾、肝、心、肺、角膜、骨髓等组织器官移植后的排异反应，可与小剂量糖皮质激素合用，能降低排异反应及感染的发生率，提高存活率。环磷酰胺临床常用于防止排异反应、糖皮质激素不能长期缓解的多种自身免疫性疾病。

76～79.【试题答案】　C、A、B、C

【试题解析】本组题考查要点是"按痛风的分期给药"。痛风按分期用药：①急性发作期应控制关节炎症和发作、抑制粒细胞浸润和白细胞趋化或减少细胞坏死、缓解疼痛。常用非甾体抗炎药（阿司匹林及水杨酸钠禁用）和秋水仙碱，如上述两类药效果差或不宜应用时可考虑应用糖皮质激素（关节腔内注射或口服）。②缓解期在关节炎症控制后1～2周开始使用抑酸药别嘌醇治疗，以控制血尿酸水平，预防急性关节炎复发，减少尿酸结石所致关节骨破坏、肾结石形成。缓解期尽快排酸和抑制尿酸合成。③慢性期应长期（乃至终身）抑制尿酸合成，并用促进尿酸排泄药（促使尿酸通过肾脏排泄的苯溴马隆和丙磺舒）。④当急性发作期、病情突然加重或侵犯新关节时，应及时给予非甾体抗炎药或秋水仙碱。

80～83.【试题答案】　E、A、D、E

【试题解析】本组题考查要点是"根据胰岛素作用时间分类"。①超短效胰岛素：门冬胰岛素、赖脯胰岛素，其优点是和常规胰岛素相比，皮下注射吸收较人胰岛素快3倍，起效迅速，持续时间短，能更加有效地控制餐后血糖。此外，用药时间灵活，餐前或餐后立刻给药可以达到与餐前30分钟注射常规胰岛素相同的降血糖效果。②短效胰岛素：速效胰岛素目前主要有动物来源和重组人胰岛素来源两种。外观为无色透明溶液，可在病情紧急情况下静脉输注，又称为"可溶性胰岛素""常规胰岛素""中性胰岛素"。③中效胰岛素：最常见是低精蛋白锌胰岛素。④长效胰岛素：最常见的就是精蛋白锌胰岛素。⑤超长效胰岛素：甘精胰岛素和地特胰岛素。⑥预混胰岛素：即"双时相胰岛素"，是指含有两种胰岛素的混合物，可同时具有短效和长效胰岛素的作用。制剂中短效成分起效迅速，可以较好地控制餐后高血糖，中效成分持续缓慢释放，主要起基础胰岛素分泌作用。

84～87.【试题答案】　D、B、A、C

【试题解析】本组题考查要点是"止吐药和促胃肠运动药的作用特点"。

昂丹司琼为首个上市的高选择性5-HT_3受体阻断剂，可以拮抗外周和中枢神经元的5-HT_3受体，阻断胃肠道嗜铬细胞释放的5-HT与5-HT_3受体的结合，从而抑制迷走传入神经兴奋的产生与传导，起到止吐作用。

多潘立酮为苯并咪唑衍生物，外周多巴胺受体阻断剂，直接阻断胃肠道多巴胺D_2受体，促进胃肠蠕动，使张力恢复正常，促进胃排空，增加胃窦和十二指肠运动，协调幽门的收缩，抑制恶心、呕吐，并有效地防止胆汁反流，通常也能增强食管的蠕动和食管下端括约肌的张力，但对小肠和结肠平滑肌无明显作用。

甲氧氯普胺是多巴胺D_2受体阻断剂，对5-HT_3受体亦有轻度抑制作用，通过作用于延髓催吐化学感受区中的多巴胺受体，提高该感受区的感受阈值而发挥中枢性止吐作用。

莫沙必利为选择性5-HT_4受体激动剂，能促进乙酰胆碱的释放，刺激胃肠道而发挥促动力作用，改善功能性消化不良患者的胃肠道症状，但不影响胃酸分泌。

88~89.【试题答案】 D、B

【试题解析】本组题考查要点是"抗前列腺增生症药"。目前使用的第二代 α_1 受体阻断剂有哌唑嗪、特拉唑嗪、多沙唑嗪和阿夫唑嗪。5α还原酶抑制剂有非那雄胺、度他雄胺和依立雄胺。

90~92.【试题答案】 B、D、E

【试题解析】本组题考查要点是"根据血清茶碱浓度调整茶碱剂量"。

根据血清茶碱浓度调整茶碱剂量

茶碱峰浓度（μg/mL）	用药建议	剂量每日调整范围
小于5.0	重新检测茶碱浓度	增加25%
5~10	重新检测茶碱浓度，疗效差时增加剂量	症状未控制，增加25%
10~12	症状控制无需加量，调整剂量后重新检测茶碱浓度	症状未控制，增加10%
12~15	症状控制且无副作用则不调整剂量	偶然不耐受时，降低10%
16~20	症状控制且无副作用也应减量	减少10%~25%
20~24.9	症状控制且无副作用也停止1次用药，减少剂量	减少50%
25~29.9	症状控制且无副作用也停止2次用药，减少剂量后再检测茶碱浓度	减少不少于50%
30	以上症状控制且无副作用也要就诊，60岁以上患者考虑抗癫痫治疗	停止2次剂量，减少60%~75%

93~95.【试题答案】 C、D、E

【试题解析】本组题考查要点是"掌握平喘药适宜的服用时间"。哮喘患者呼吸道阻力增加，通气功能下降，呈昼夜节律性变化：①一般于夜晚或清晨气道阻力增加，呼吸道开放能力下降，可诱发哮喘。②凌晨0~2时哮喘患者对乙酰胆碱和组胺反应最为敏感的时间。③黎明前肾上腺素和环磷腺苷浓度、肾皮质激素低下，是哮喘的好发时间，故多数平喘药以临睡前服用为佳。睡时，体内皮质激素水平最低，哮喘也多发生在此时，故夜间睡前应用糖皮质激素、茶碱缓释剂，可明显减轻哮喘的夜间发作。另外，氨茶碱的治疗量与中毒量很接近，早晨7点服用效果最好，毒性最低，所以宜于晨服。

96~98.【试题答案】 D、A、C

【试题解析】抗雌激素类药分为雌激素受体拮抗剂和芳香氨酶抑制剂。雌激素受体拮抗剂主要包括他莫昔芬和托瑞米芬。抗雄激素类药的代表药为氟他胺。该药是一种非甾体的雄激素拮抗剂，适用于晚期前列腺癌患者。芳香氨酶抑制剂主要包括来曲唑和阿那曲唑。

99~100.【试题答案】 C、D

【试题解析】本组题考查要点是"镇咳药"。中枢性镇咳药（可待因、福尔可定、喷托维林、右美沙芬）长期应用产生依赖性，常用量所引起依赖性的倾向较其他吗啡类药为弱。外周性镇咳药（苯丙哌林）偶见口干、口渴、胃部烧灼感、困倦、疲乏、无力、头晕、嗜睡等。苯丙哌林口服后可出现一过性口腔和咽喉部麻木感。

三、C型题

101．【试题答案】 D

【试题解析】本题考查要点是"围手术期抗菌药物的应用"。围手术期预防应用抗菌药物应选择头孢类如头孢一代，患者有头孢类过敏史，可选择克林霉素。因此，本题的正确答案为D。

102．【试题答案】 C

【试题解析】本题考查要点是"围手术期抗菌药物应用"。预防用抗菌药物的给药时机为术前0.5~2小时。因此，本题的正确答案为C。

103．【试题答案】 E

【试题解析】本题考查要点是"克林霉素的注意事项"。①严重肝肾功能不全，伴严重代谢异常者，采用高剂量时需进行血浆药物浓度监测。②本品不能透过血-脑脊液屏障，故不能用于脑膜炎。③不同细菌对本品的敏感性可有相当大的差异，故药敏试验有重要意义。④肠道疾病或有既往史者（特别是溃疡性结肠炎、局限性肠炎或抗生素相关肠炎）、肝功能减退和肾功能严重减退者慎用、既往有哮喘或其他过敏史者慎用。⑤用药期间需密切注意抗生素相关性腹泻的可能。⑥为防止急性风湿热的发生，用本类药物治疗溶血性链球菌感染时的疗程，至少为10日。⑦患有严重基础疾病的老年人易发生腹泻或抗生素相关性腹泻等不良反应，用药时需密切观察。所以，给该患者使用克林霉素时的注意事项不包括选项E。因此，本题的正确答案为E。

104．【试题答案】 B

【试题解析】本题考查要点是"亚胺培南西司他丁的注意事项"。亚胺培南西司他丁的注意事项包括：①使用前应详细询问患者有无对β-内酰胺抗生素的过敏史。亚胺培南西司他丁静脉滴注不能与其他抗生素混合或直接加入其他抗生素中使用。②患过胃肠道疾病尤其是结肠炎的患者慎用。对在使用过程中出现腹泻的患者，应考虑抗生素相关性腹泻的可能。③静脉滴注可产生中枢神经系统的不良反应，如肌肉阵挛、精神错乱或癫痫发作。大多发生于已有中枢神经系统疾患的患者（如脑损害或有癫痫病史）和/或肾功能损害者。④肌酐清除率≤5mL/min的患者不应使用，除非在48小时内进行血液透析。血液透析患者亦仅在使用亚胺培南西司他丁的益处大于诱发癫痫发作的危险性时才可考虑。⑤不适用于脑膜炎的治疗。⑥尚无足够的怀孕妇女使用本品的研究资料，只有考虑在对胎儿益处大于潜在危险的情况下，才能在妊娠期间给药。⑦在人乳中可测出亚胺培南，如确定有必要对哺乳期妇女使用本品时，患者需停止授乳。⑧尚无足够的临床资料可推荐用于3月龄以下的婴儿或肾功能损害（血肌酐>2mg/dL）的儿科患者。所以，患者使用亚胺培南西司他丁期间的注意事项不包括选项B。因此，本题的正确答案为B。

105．【试题答案】 A

【试题解析】本题考查要点是"氟康唑的临床应用"。氟康唑的抗菌谱包括念珠菌、新型隐球菌、糠秕马拉色菌、小孢子菌属、毛癣菌属、表皮癣菌属、皮炎芽生菌、粗球孢子菌、荚膜组织胞浆菌、斐氏着色菌、卡氏枝孢菌等，但对克柔念珠菌、光滑念珠菌和霉菌属不敏感。所以，选项A的叙述是不正确的，选项B、C的叙述均是正确的。氟康唑的特点有：①抗菌活性强。②水溶性好，口服吸收好，吸收率可达80%。③血浆蛋白结合率低，仅为11%，穿透力强，体内分布广泛，脑脊液中药物浓度较高，可达血浆药物浓度的50%~90%。④在肝脏代谢量极少，在唑类药物中，本品对肝药酶的抑制作用最小，毒副作用较少较轻，治疗指数最大。⑤约80%以原形药物经肾排泄，半衰期为25~30小时，肾功能不全的患者明显延长。所以，选项D、E的叙述均是正确的。因此，本题的正确答案为A。

106.【试题答案】   B

【试题解析】本题考查要点是"氟康唑的抗菌谱"。氟康唑的抗菌谱包括念珠菌、新型隐球菌、糠秕马拉色菌、小孢子菌属、毛癣菌属、表皮癣菌属、皮炎芽生菌、粗球孢子菌、荚膜组织胞浆菌、斐氏着色菌、卡氏枝抱菌等，但对克柔念珠菌、光滑念珠菌和霉菌属不敏感。因此，本题的正确答案为B。

107.【试题答案】   A

【试题解析】本题考查要点是"氟康唑的注意事项"。氟康唑与其他吡咯类药可发生交叉过敏反应，因此对任何一种吡咯类药物过敏者都应禁用氟康唑。所以，选项A的叙述是不正确的。隐球菌脑膜炎或反复发作口咽部念珠菌病的艾滋病患者需用氟康唑长期维持治疗以防止复发。所以，选项B的叙述是正确的。与有肝毒性药合用、需服用氟康唑2周以上或接受多倍于常用剂量的本品时，可使肝毒性的发生率增高，需严密观察。所以，选项C的叙述是正确的。治疗过程中可发生轻度肝脏氨基转移酶AST及ALT一过性升高，偶可出现肝毒性，治疗前、后均应定期监测肝功能，如出现持续异常或肝毒性临床症状时应即停用。所以，选项D的叙述是正确的。使用氟康唑时，需定期监测肝、肾功能，用于肝肾功能减退者需减量应用。所以，选项E的叙述是正确的。五个选项中，只有选项A的叙述是不正确的。因此，本题的正确答案为A。

108.【试题答案】   C

【试题解析】本题考查要点是"美罗培南"。美罗培南儿童剂量：3个月至12岁儿童，一次10~20mg/kg，每隔8小时给药1次。体重大于50kg的儿童，按照成人剂量给药。脑膜炎一次40mg/kg，每隔8小时给药1次。因此，本题正确答案为C。

109.【试题答案】   E

【试题解析】本题考查要点是"美罗培南"。美罗培南注意事项中提出，进食不良或全身状况不良的患者，有可能引起维生素K缺乏症状。因此，本题的正确答案为E。

110.【试题答案】   E

【试题解析】本题考查要点是"美罗培南"。美罗培南注意事项中提出，有癫痫史或中枢神经系统功能障碍的患者，发生痉挛、意识障碍等中枢神经系统症状的可能性增加。因此，本题的正确答案为E。

四、X型题

111.【试题答案】   AB

【试题解析】本题考查要点是"胰岛素的禁忌证"。精蛋白锌胰岛素和低精蛋白锌胰岛素含有鱼精蛋白，对鱼精蛋白过敏者禁用。因此，本题的正确答案为AB。

112. 【试题答案】 ADE

【试题解析】本题考查要点是"β受体阻断剂的分类"。选择性 β_1 受体阻断剂，如比索洛尔、美托洛尔和阿替洛尔，特异性阻断 β_1 肾上腺素受体，对 β_2 受体的影响相对较小。因此，本题的正确答案为ADE。

113. 【试题答案】 ABC

【试题解析】本题考查要点是"常用抗真菌药的分类"。常用抗真菌药按化学结构可分为多烯类、唑类、丙烯胺类、棘白菌素类、嘧啶类和其他类，如灰黄霉素、阿莫罗芬、利拉萘酯、环吡酮胺等。这些药物作用机制不同，其中，多烯类、唑类、丙烯胺类等可损害真菌细胞膜的屏障作用；棘白菌素类抑制真菌细胞壁主要成分葡聚糖的合成；氟胞嘧啶干扰真菌DNA和RNA的合成；灰黄霉素干扰真菌的DNA合成和有丝分裂。因此，本题的正确答案为ABC。

114. 【试题答案】 AB

【试题解析】本题考查要点是"抗心律失常药的特点"。Ia、Ib、Ic 三个亚类对不同的心肌细胞具有不同的选择性作用，因此它们的临床应用亦有差别。如Ia类，主要作用于心房、心室肌、浦氏纤维、窦房结、房室结、房室旁路，故可作为广谱抗心律失常药，可用于预激综合征等在内的多种快速心律失常；而Ic类则主要作用于心室肌和浦氏纤维，用于室性心律失常。因此，本题的正确答案为AB。

115. 【试题答案】 ACE

【试题解析】本题考查要点是"林可霉素类抗菌药物的典型不良反应"。林可霉素类抗菌药物的典型不良反应有：少见过敏反应、皮疹、瘙痒等；偶见荨麻疹、血管神经性水肿和血清病反应、肠道菌群失调和抗生素相关性腹泻、肝脏氨基转移酶 ALT 及 AST 升高等。罕见表皮脱落、大疱型表皮坏死松解症、多型性红斑和史蒂文斯－约翰综合征。林可霉素大剂量静脉快速滴注可引起血压下降、心电图变化，甚至心跳、呼吸停止。因此，本题的正确答案为ACE。

116. 【试题答案】 AE

【试题解析】本题考查要点是"噻嗪类利尿剂的药物相互作用"。可引起低血押的利尿剂与ⅠA类或Ⅲ类抗心律失常药（长 Q－T 间期）合用，可以引起尖端扭转型室性心动过速。因此，本题的正确答案为AE。

117. 【试题答案】 BCD

【试题解析】本题考查要点是"常用口服避孕药"。我国常用的口服避孕药中：①短效避孕药有：复方醋酸环丙孕酮片（达英－35）、炔雌醇去氧孕烯（妈富隆）、复方孕二烯酮片（敏定偶）、炔雌醇去氧孕烯（美欣乐）、炔雌醇屈螺酮（优思明）、复方炔诺酮（口服避孕片1号）、复方左炔诺孕酮、复方左炔诺孕酮（三相）片、复方醋酸甲地孕酮（口服避孕药2号）、复方18甲基炔诺酮短效片、口服避孕片0号。②紧急避孕药有：左炔诺孕酮（毓婷、保仕婷）、左炔诺孕酮（安婷、金毓婷、丹媚）、米非司酮（后定诺）。③探亲避药有：炔诺酮探亲避孕药、复方双炔失碳酯肠溶片（53号探亲避孕片）、甲地孕酮探亲避孕片1号。④长效避孕药有：炔雌醚左炔诺孕酮（悦可婷）、复方左炔诺孕酮、复方炔诺孕酮二号片、复方炔雌醚片、三合一炔雌醚片。因此，本题的正确答案为BCD。

118. 【试题答案】　ACDE

【试题解析】氟喹诺酮类药可致肌痛、骨关节病损、跟腱炎症和跟腱断裂，可能与肌腱的胶原组织缺乏和缺血性坏死有关。左氧氟沙星、环丙沙星、莫西沙星、加替沙星可致血糖紊乱。某些氟喹诺酮类药（如司帕沙星）服用后，患者于日光下暴晒会产生中等程度的光敏反应。凡能在皮肤中积累的喹酮类药产生光毒性的可能性更大。精神和中枢神经系统不良反应发生率为17%，表现为头痛、疲倦、昏厥、失眠、耳鸣或嗜睡等症状；严重的不良反应包括抑郁、兴奋亢进、幻觉、幻视、疑虑、癫痫发作、精神失常、双相情感障碍等，甚至自杀和伤人，发生率极低，小于0.5%，且为可逆的。因此，本题的正确答案为ACDE。

119. 【试题答案】　ACE

【试题解析】本题考查要点是"药物相互作用"。头孢美唑、头孢米诺、拉氧头孢等与利尿剂如呋塞米合用时，可加重肾功能损害。所以，选项A、C、E符合题意。头孢西丁、氨曲南、美罗培南、厄他培南等与丙磺舒合用时可延缓前者排泄，导致血浆药物浓度改变。碳青霉烯类药与丙戊酸钠合用时，可促进丙戊酸代谢，导致其血浆药物浓度降低至有效浓度以下，甚至引发癫痫。因此，本题的正确答案为ACE。

120. 【试题答案】　ABC

【试题解析】本题考查要点是"药物相互作用"。红霉素、红霉素酯化物、克拉霉素可抑制肝药酶，与卡马西平、丙戊酸、芬太尼、阿司咪唑、特非那定、西沙必利、环孢素、地高辛、华法林、茶碱类、洛伐他汀、咪达唑仑、三唑仑、麦角胺、双氢麦角胺等合用，可增加上述药的血浆浓度。阿奇霉素可能增强抗凝血药的作用，合并使用时，应严密监测凝血酶原时间。因此，本题的正确答案为ABC。